프랑스식
긍정 성교육

Corps, amour, sexualité: Les 120 questions que vos enfants vont vous poser by Charline Vermont
Copyright © Éditions Albin Michel, Paris, 2022
Illustrations : Juliette Mercier alias @stomiebusy
Korean translation rights © SEEP Corp., 2024
Korean translation rights are arranged with Éditions Albin Michel through AMO Agency, Korea
All rights reserved.

이 책의 한국어판 저작권은 AMO에이전시를 통해 저작권자와 독점 계약한 ㈜시프에 있습니다.
저작권법에 의해 한국 내에서 보호를 받는 저작물이므로 무단 전재와 무단 복제를 금합니다.

다섯 살부터 부모와 함께 읽는
프랑스식 긍정 성교육

요즘 아이가 가장 알고 싶어 하는 120가지 질문

초판 1쇄 발행 2024년 3월 20일

지은이 샤를린 베르몽
옮긴이 이주영

펴낸이 김진규
경영지원 정동윤
책임편집 또박편집공작소
디자인 손주영

펴낸곳 ㈜시프 | 출판등록 2021년 2월 15일(제2021-000035호)
주소 경기도 고양시 덕양구 권율대로668 티오피클래식 209-2호
전화 070-7576-1412
팩스 0303-3448-3388
이메일 seepbooks@naver.com

ISBN 979-11-92421-32-2 73510

어린이제품안전특별법에 의한 제품 표시
제조자명 ㈜시프 / **제조년월** 2024년 3월 / **제조국** 대한민국 / **사용연령** 5세 이상 어린이 제품
주의 책의 모서리가 날카로우니 던지거나 떨어뜨려 다치지 않도록 주의하세요.
KC마크는 이 제품이 공통안전기준에 적합하였음을 의미합니다.

다섯 살부터 부모와 함께 읽는

프랑스식 긍정 성교육

샤를린 베르몽 지음 | 이주영 옮김

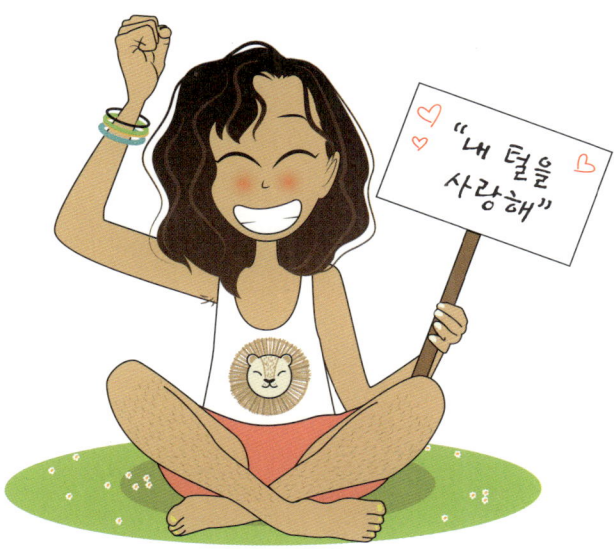

요즘 아이가 가장 알고 싶어 하는 120가지 질문

시프

차례

- 서문 5
- 책을 읽기 전에 7
- 대화를 도울 도구상자 10

- 1장 몸 19
- 2장 프라이버시 39
- 3장 사춘기 53
- 4장 자존감 87
- 5장 첫사랑 감정 115
- 6장 동의 133
- 7장 사랑과 성 그리고 기쁨 149
- 8장 임신 179

- 질문 목록 201

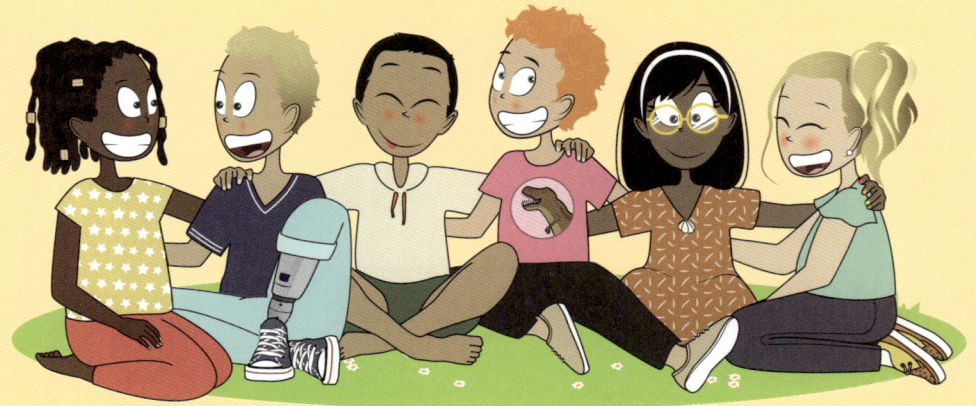

서문

2019년 5월.

그날이 어제 일처럼 생생하게 떠오릅니다. 새로 만든 인스타그램 계정을 열심히 관리하고 있던 어느 주말.

다섯 살 난 아들이 같이 놀자며 서재로 들어왔습니다. 얼른 아들에게 가서 이렇게 대답했어요. "엄마, 일 끝나고 바로 갈게." 그러자 아들이 잠시 저를 쳐다보더니 이렇게 물었습니다.

"엄마는 직업이 뭐야?"

아들에게 제가 하는 일을 설명했습니다. 배려하고 포용하는 성교육 콘텐츠를 만드는 일을 하고 있다고 말이죠. 수많은 사람들이 애정생활과 성생활을 만족스럽게 즐기면서 동시에 자신과 타인의 프라이버시를 지켜주었으면 하는 바람에서 이 일을 한다고요.

"엄마, '성적인 것'과 '성관계'는 같은 거야? 성관계가 뭐야?"
(모든 부모는 아이의 쏟아지는 호기심에 대답해줘야 하는 순간을 맞죠.)

그래서 저는 요즘도 여전히 많은 가정에서 금기시하는 주제를 다루려 합니다. 아들보다 누나인 딸들이 대화에 참여했습니다. 아이들에게 둘러싸인 채 몸과 사랑, 성을 이야기하는 건강한 공간을 만들었습니다.

궁금한 것이 많은 아이들의 질문을 들으면서, 먼저 아이들이 무엇을 알고 있는지 물은 다음 아이들의 호기심을 해결해주려 노력했습니다. 답하기 어려운 질문에는 이렇게 말했습니다. "좀 더 알아보고 답을 줄게. 괜찮지?" 아이들은 괜찮다고 했습니다. 답을 기대하는 아이들은 기쁘고 흥분된 표정을 지었습니다.

그날, 우리 아이들은 성을 대수롭지 않은 평범한 주제처럼 생각했어요. 우리는 주저하는 마음을 내려놓고 열띤 대화의 공간을 만들었습니다. 절대로 닫히지 않는 열린 공간을요!

한편으로는 해부학적 관점과 과학적 관점에서 접근했고, 또 다른 한편으로는 개인적인 경험을 이야기했어요. 아이들도 자유롭게 생각을 표현하고 질문을 할 수 있었죠.

그날 이후로 저는 다양한 참고자료를 찾아보기 시작했어요. 아이들의 질문에 답을 주기 위해서, 그리고 우리가 만든 토론 공간에서 더 구체적인 이야기를 나누기 위해서요. 지금까지는 부모들을 대상으로 하거나 아이들을 대상으로 한 책은 있었지만, 정작 온 가족이 함께 볼 수 있는 책은 없었습니다.

그래서 직접 써야 했어요!

책을 쓰기 시작한 뒤부터 제 인스타그램 계정을 참여 공간으로 만들었습니다. 팔로워인 부모들에게 자녀들이 몸, 사랑, 성에 대해 어떤 질문을 많이 하는지 공유해달라고 부탁했고, 정말로 수천 개의 질문 목록을 받았습니다.

그 질문 목록을 토대로 총 120개의 질문이 탄생했습니다!

여러 사람의 도움으로 '함께' 책을 쓰고 출간하게 되어 두 배로 뿌듯하고 기쁩니다. 우선, 아이들과 함께 얼른 읽고 싶습니다. 그리고 여러분도 자녀들과 함께 이 책을 기쁘게 읽어주셨으면 좋겠습니다. 이 책을 쓸 때 정말 행복했거든요.

벌써 5만 권 넘는 책이 독자들의 선택을 받은 덕에 내용을 더 보강한 새 개정판을 낼 수 있었습니다. 열렬한 지지에 감사드려요!
5세에서 14세 사이의 어린이와 청소년이 마음속에 품었던 궁금증을 시원하게 해결하고, 부모는 자연스럽게 자녀와 함께 성교육으로 향하는 문을 열 수 있도록 단계별로 책을 구성했고 각 전문가들의 감수도 받았습니다.
우리가 함께 해나갈 일이 자랑스러워요. 자유롭고 성숙하면서도 자신과 타인을 존중할 줄 아는 당찬 세대를 만들어가는 일이죠.

잠시 후에 만나요.

샤를린

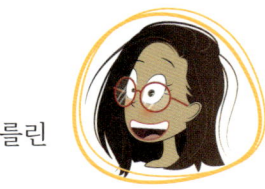

책을 읽기 전에

아이들이 부모에게 하는 가장 어려운 질문은 중력의 법칙이나 중세 역사에 관한 것이 아닙니다. 그보다는 다음과 같은 질문이죠.

"아기는 어떻게 만들어요?"

"음경은 어디에 사용해요?"

"사랑을 나눈다는 게 뭐예요?"

"엄마(혹은 아빠)는 겨드랑이에 털이 있는데 왜 나는 없어요?"

아이들이 한 번쯤 진지한 표정으로 묻는 대표적인 질문들입니다. 아이들이 이렇게 질문을 해올 때 부모 및 보호자가 되는 어른(가족, 친지, 교사, 건강 분야 전문가, 대부, 대모)이 진심 어린 대답을 해주면 아이는 여러분을 믿을 만한 어른이라고 생각해 친근감을 느낍니다. 앞으로 아이는 비슷한 호기심이 생길 때마다 질문해올 거예요.

하지만 성은 우리 어른들에게조차 다루기 어려운 주제에 속해요. 이 점을 알아야 합니다. 많은 어른들이 다음과 같은 환경에서 자랐기 때문이에요.

→ 부모와 탁 터놓고 긍정적인 대화를 나누지 못한 채 자랐습니다.
→ 자라면서 마땅히 받아야 할 성교육을 전혀 받지 못했습니다.
→ 몸이나 성과 관련된 주제가 나오는 순간 트라우마로 남아 있던 기억이 다시 떠오르는 경험이 있습니다.
→ 성을 여전히 금기시하고 수치스러운 것으로 낙인 찍는 환경에서 살고 있습니다('성을 부정적으로 보는 환경'에 익숙합니다).

최근 교육계에서는 변화가 일어나고 있습니다. 이 변화에 관심을 가지면 더 분명해지죠.

지난 수십 년 동안 신경과학이 발전하면서 '친절한' 교육·'긍정적인' 교육이 아이들의 발달에 더 도움이 된다고 밝혀졌지요. 아이가 심리적으로, 정서적으로 필요로 하는 것에 귀를 기울이고 폭력적이지 않은 방식으로 의사소통을 해나가는 것이 무엇보다 중요해졌습니다.

이러한 새로운 교육 모델 덕분에 부모와 아이들, 교사들 사이에서, 그리고 교육자와 보호자들 사이에서 서로 존중하고 공감하는 자연스러운 교류를 할 수 있었지요. 하지만 이러한 교류가 이루어지지 않는 마지막 보루가 있습니다. 사랑과 성생활에 관한 교육이지요.

긍정적인 성교육이 뭐예요?

성을 편견 없이 열린 관점으로 다루는 교육입니다. 성을 인간의 깊은 경험으로 바라보는 교육이죠. 자기 몸의 생김새와 변화에 귀를 기울이는 태도, 자신이 원하는 것을 주체적으로 알아가는 과정이 '존중'과 '동의'를 배우는 과정만큼 중시됩니다.

아이에게 다양한 성 정체성과 다양한 성적 취향이 있다는 것을 알려줍니다. 이렇게 하면 아이가 자신에 대한 이해의 폭이 넓어지고 한층 더 성숙해지는 데 도움이 됩니다. 아이가 성숙해지면 매 순간 스스로 생각해 결정할 수 있게 됩니다.

그렇다면 어떻게 긍정적인 성교육을 실천해야 할까요? 아이들의 말에 귀를 기울이고, 아이들의 질문에 대답해주고, 성 문제를 금기시하지 않고, 아이들이 안심하고 경험과 탐구를 하며 호기심을 채울 수 있도록 도와주어야 합니다. 이렇게 해서 아이들을 보호하는 것이죠!

실제로 아이들이 성과 관련된 주제를 질문할 때 혹시 혼나거나 벌을 받지 않을까 두려움이 생기면, 아무 말도 하지 않고 위험한 실험을 해보거나 믿지 못할 정보(반 친구들의 이야기 혹은 인터넷)로 관심을 돌립니다!

부모가 주도하는 성교육이 자녀에게 미치는 영향을 알아보는 연구가 많습니다.* 연구 결과에서 분명히 나타난 사실이 있습니다. 부모가 자녀와 성에 대해 많이 이야기 나눌수록 자녀가 청소년기, 성인이 되었을 때 성의식이 건강해진다는 사실입니다. 실제로 이렇게 자란 자녀들이 성병에 걸릴 확률, 어린 나이에 원치 않는 임신을 할 확률, 성범죄에 노출될 확률(피해자 입장이든 가해자 입장이든)이 더 적은 것으로 나타났습니다.

아이들에게 긍정적인 성교육을 하는 목적은 성행위를 가르치기 위한 것이 아닙니다. 긍정적인 성교육은 현재와 미래의 아이들이 건강한 성의식을 탄탄히 쌓을 수 있는 기반을 함께 만들어가는 기회입니다.

---

* 208쪽 참고문헌을 보세요.

건강한 성의식, 부모로부터 시작됩니다

우리 세대는 성을 부정적으로 바라보던 전통과 환경 속에서 자랐습니다. 그런 우리가 어떻게 긍정적인 성교육을 할 수 있을까요? 만만치 않은 도전 과제입니다.

- 자녀의 질문에 자신감을 갖고 답하려면 그만한 훈련이 필요하다고요? 좋습니다.
- 이번 기회에 아이와 함께 성장하고 싶다고요? 좋습니다.
- 자녀와 대화하는 것이 망설여진다고요? 그리고 그런 성교육이 지금 자녀의 나이에 필요한지 궁금하다고요? 좋습니다.

저 역시 망설이고 두려워했던 적이 있습니다. 하지만 여러 전문가들과 함께 책을 쓰면서 처음의 두려움이 곧 자신감으로 바뀌었지요.

이 책은 여러분과 자녀가 한 걸음 더 나아갈 수 있게 도울 것입니다. 의료 및 교육 전문가로 이루어진 전문가 집단의 검수도 받았습니다.

엠마 바롱 박사 - 아동 정신의학자
밥티스트 보리외 박사 - 내과 의사
피에르 뒤볼 - 임상 심리학자, 인지행동요법과 성문제 전문
프랑신 올리 - 교사
@jujulagygy - 산부인과 의사
모르강 뤼카 - 상담가, 젠더 전문가

이 책의 목적은 다음과 같습니다.
→ 자녀와 성에 대해 건강한 토론을 할 수 있는 교류의 장을 마련해줍니다.
→ 아이가 성과 관련된 주제에 대해 질문하고 정보를 필요로 할 때 의지하고 신뢰할 수 있는 어른이 될 수 있도록 도와줍니다.
→ 여러분이 앞으로 자녀와 동행할 수 있도록 돕습니다. 자녀가 타인과의 상호작용에서 건강한 선택을 할 수 있도록 필요한 정보와 자신감을 줍니다.
→ 우리 아이들이 우리처럼 성을 두렵고 수치스러운 것으로 생각하지 않고 건강한 성의식을 갖도록 새로운 환경과 틀을 만듭시다!

대화를 도울

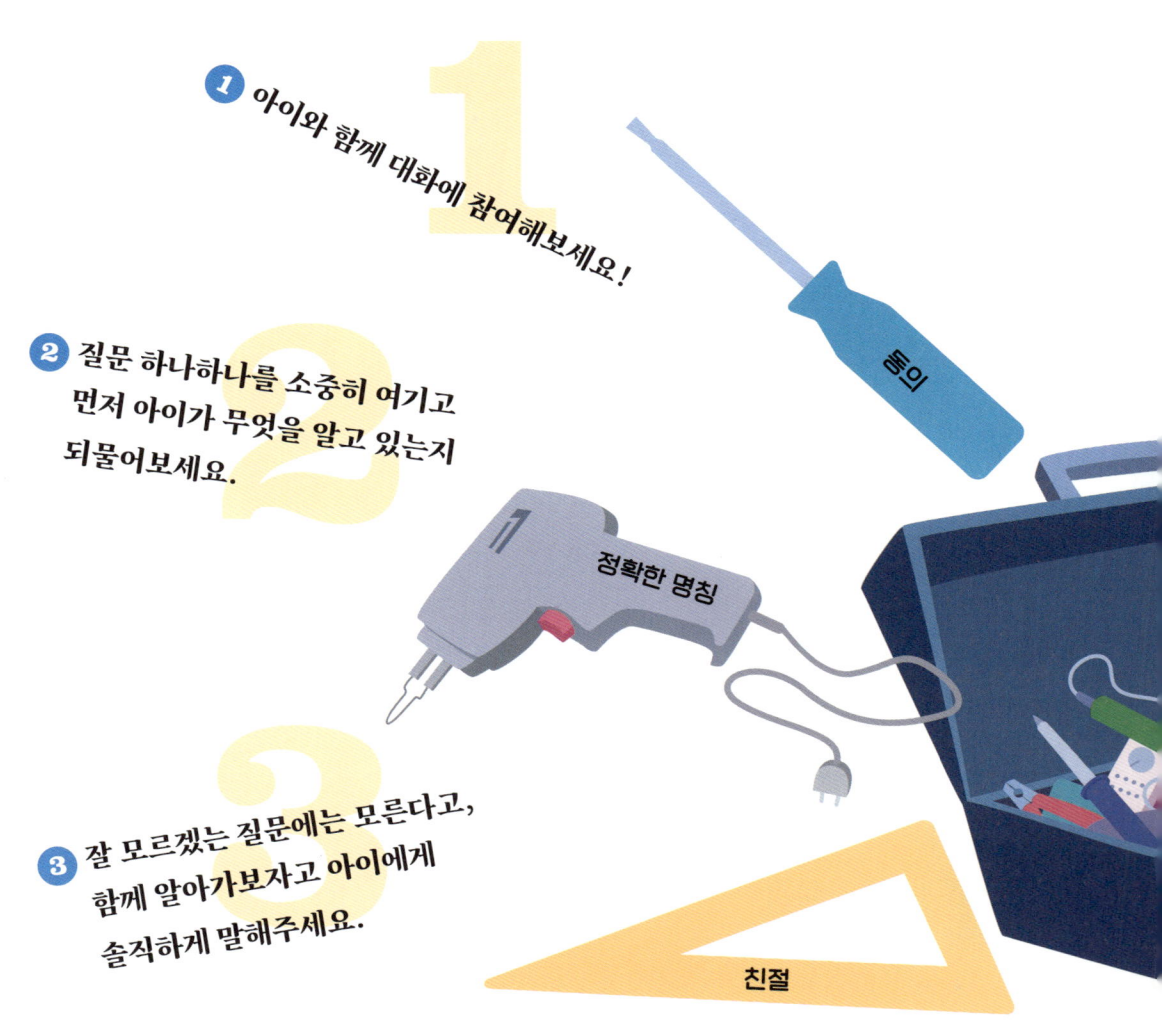

1 아이와 함께 대화에 참여해보세요!

2 질문 하나하나를 소중히 여기고 먼저 아이가 무엇을 알고 있는지 되물어보세요.

3 잘 모르겠는 질문에는 모른다고, 함께 알아가보자고 아이에게 솔직하게 말해주세요.

4 여러분의 프라이버시처럼 아이의 프라이버시도 존중해주세요.

도구상자

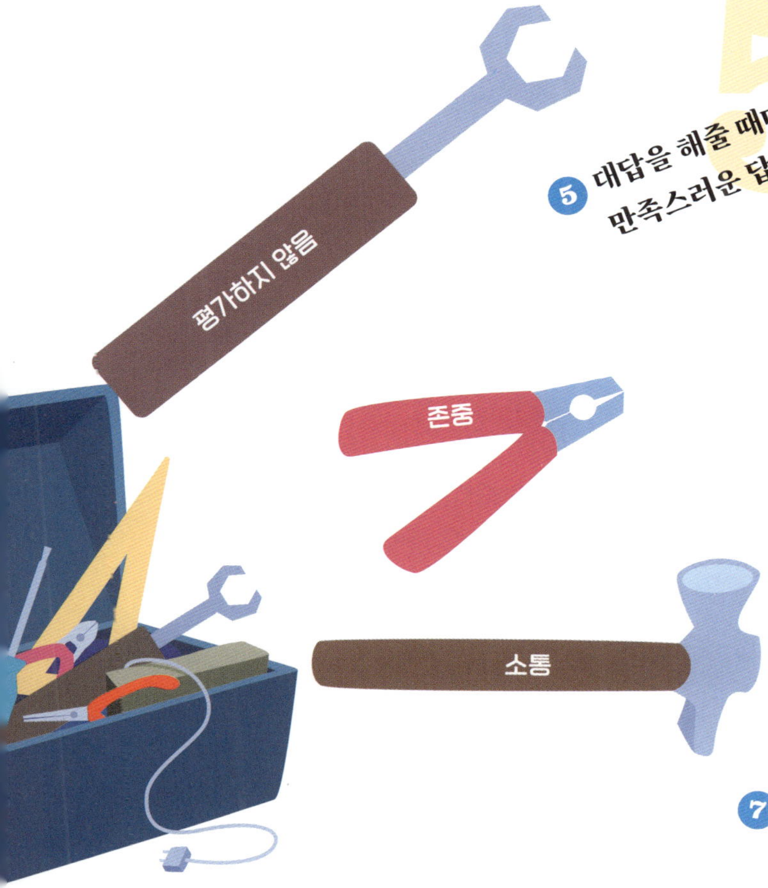

평가하지 않음

존중

소통

5 대답을 해줄 때마다 아이에게 만족스러운 답이 되었냐고 물어보세요.

6 꾸준한 연습이 필요해요!

7 함께 성장하는 것을 목표로 삼으세요!

원칙만 보면 멋지죠. 하지만 실천은 어떻게 해야 할까요?

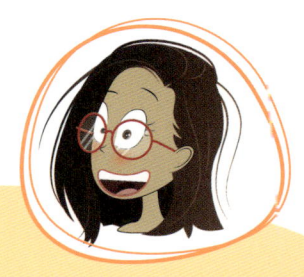

실천 방법을 설명해드릴까요?
다음 쪽을 넘겨주세요! →

도구상자 사용법

자녀와 함께 몸, 사랑, 성을 주제로 건강한 대화를 시작할 수 있도록 돕고 싶습니다. 그러기 위해서는 몇 가지 알아둘 사항과 지침이 있습니다. 어렵지 않아요. 차근차근 해나가요. 정말 도움이 될 테니까요!

❶ 아이와 함께 대화에 참여해보세요!

질문을 해오는 자녀는 답을 얻을 자격이 있어요. 긍정적인 성교육은 아이가 몸, 몸의 구조, 생식, 혹은 성관계처럼 당혹스러운 질문을 해와도 피하지 않는 것에서 시작합니다! 부모가 침묵하거나 회피하면 아이는 부모를 믿지 못합니다. 아이가 이미 여러분에게 (오늘이나 이후에도) 믿고 의지할 수 있는 어른이 아니라는 메시지를 받았으니까요.
아이가 대화를 시도할 때 부모가 긍정적으로 대답을 하면 아이는 긍정적인 메시지를 받게 됩니다. 여러분이 솔직하고, 함부로 평가하지 않고, 열린 자세로 함께 대화할 수 있는 믿을 만한 어른이라는 메시지죠. 그러면 아이는 부모를 언제든 도움을 요청할 수 있는 어른이라고 생각합니다.

❷ 질문을 소중히 여기고 먼저 아이가 무엇을 알고 있는지 되묻습니다.

아이가 몸, 사랑, 성에 대해 질문할 때 보여주면 좋을 반응 3가지가 있습니다.
1. 질문을 중시합니다. **2.** 질문을 받는 믿을 수 있는 사람이 되어 기쁘다고 말해줍니다.
3. 그리고 아이에게 했던 질문을 되묻습니다.

예시 :
"성관계가 뭐예요?"라고 질문을 받았다면 다음처럼 대답해주는 것이죠.

1. 정말 좋은 질문이네! **2.** 질문해줘서 기쁘다. **3.** 성관계에 대해 들어본 적 있니? 너는 성관계가 뭐라고 생각해?
어른 입장에서 보면, 아이들이 하는 질문 중에는 너무나 웃긴 내용도 있습니다(아기 씨

아이가 어떤 질문을 하든 다음과 같이 대답할 수 있습니다. 예를 들어 이런 질문을 받았다고 해보죠. "아기는 어떻게 만들어요?" **1.** 멋진 질문이네! **2.** 신난다. 같이 이야기해보자! **3.** 너는 아기를 어떻게 만든다고 생각해?

→ **1.** 아이의 질문을 소중하게 다루고 아이의 호기심을 키워줍니다.

→ **2.** 질문해주어서 기쁘다고 표현하면 아이에게 이런 메시지를 분명하게 보내게 됩니다. '질문을 하기에 좋은 어른이다.'

→ **3.** 아이가 했던 질문을 되물으면 아이가 그 주제에 대해 이미 알고 있거나 경험한 것이 무엇인지 정보를 얻게 됩니다. 이렇게 하면 다음과 같이 할 수 있습니다.

- 아이가 잘못된 정보나 확실하지 않은 정보를 알고 있다면 고쳐줍니다.
- 질문한 주제와 관련해 아이가 어느 정도 성숙한 상태인지, 아이에게 대답을 해줄 때 어느 정도까지 자세한 정보를 주면 좋을지 판단할 수 있습니다.

앗을 배에 넣으려면 입으로 삼켜요?). 하지만 아이에게 반응을 보일 때 조심하세요. 아이의 질문을 소중하게 생각한다는 인상을 주려면 웃음을 참기도 해야 합니다. 아이에게는 매우 진지하고 이해하기 힘든 문제일 수도 있으니까요.

마찬가지로, 아이가 했던 질문을 되물을 때(너도 알고 있니? 어떻게 생각하니?) 아이가 하는 대답이 웃기고 엉뚱하더라도 아이에게 반응을 보일 때 조심해야 합니다. 그냥 웃어넘기면 아이는 놀림을 당한다고 생각해 다음에는 입을 굳게 다물지도 모릅니다.

❸ 모르면 모른다고 아이에게 솔직하게 말해주세요.

아이의 질문에 반드시 그 자리에서 답을 주어야 하는 것은 아닙니다!
만약 아이가 질문한 내용이 책에서 본 적이 없는 내용이거나 잘 모르는 것이라면 이렇게 답해도 됩니다. "정확하게 대답해주고 싶은데 지금은 잘 모르겠네. 더 알아보고 얘기해줄게. 괜찮아?"
또한 아이가 한 질문이 여러분에게도 낯선 주제라고 말해줄 수도 있습니다. 조금 더 공부해서 완전하고 정확한 답을 줄 수 있는 믿을 만한 어른이 될 테니까 다시 질문해달라고 하세요.

❹ 여러분의 프라이버시처럼 아이의 프라이버시도 존중해주세요.

아이에게 긍정적인 성교육을 한다는 것은 프라이버시(부부 생활/결혼 생활 등 개인의 사생활)를 보여주는 것이 아닙니다. 마찬가지로 아이의 프라이버시에 끼어드는 것도 아닙니다.
여러분의 프라이버시와 아이의 프라이버시 사이를 보호할 수 있도록 여러분을 돕고 싶습니다. 그래서 이 책을 쓰게 되었지요.
이 책의 각 장 시작 부분에는 부모를 위한 지면이 있습니다. 여러분이 아이와 대화할 때 어떤 단어를 사용하면 좋을지 알려주고 단계별로 안내합니다.

❺ 대답을 해줄 때마다 아이에게 만족스러운 답이 되었냐고 물어보세요.

이 책에 나오는 질문이든, 아이가 묻는 질문이든, 성을 주제로 본격적으로 대화를 나누는 게 아직 부담스럽다면 안심하셔도 좋습니다. 아이의 질문에 단계적으로 답하면 되니까요.

- 첫 번째 대답은 최소한의 정보만 담은 짧은 대답으로 시작하세요.
- 여러분의 대답이 아이에게 충분한지 물어보고 잠시 쉬어가세요.
- 아이가 더 많은 정보를 원하고 더 알고 싶어 한다면 그 주제에 대해 더 자세히 알려주세요.

- 아이에게 대답이 충분했는지 다시 한 번 물어보세요. 여러분의 설명에서 무엇을 배웠는지 물어보는 것도 좋습니다. 아이는 그 과정을 통해 주제를 더 깊이 이해하고 더 생생하게 기억하게 되지요. 그러면 여러분은 더 나은 말로 표현해주거나 보충 설명을 할 수도 있습니다.
- 아이가 더 많은 것을 알고 싶어 하고 주제를 더 깊이 파고들 수 있을 정도로 성숙하다고 생각되면, 조금 더 종합적인 정보를 알려줄 수 있습니다. 이 책은 연령별로 구성되어 있고, 아이의 심리적 성숙도에 맞게 질문과 답변의 난이도를 조정했습니다.

→ 🟢 녹색 쪽은 5~8세 아이들을 위한 내용
→ 🔴 붉은색 쪽은 7~10세 아이들을 위한 내용
→ 🟠 오렌지색 쪽은 10세 이상 아이들을 위한 내용

 중요!

- 아이는 나이에 따라 성숙도와 호기심의 정도가 다릅니다. 아이를 책임지는 어른인 여러분이야말로 아이에게 어느 정도의 정보가 적절한 수준인지 잘 알 수 있습니다.

- 원은 동심원적으로 만들어집니다. 2번 원의 질문에 접근하기 위해서는 1번 원의 질문을 자녀와 함께 읽는 것이 좋습니다. 마찬가지로 3번 원의 질문에 답하기 전에 1과 2번 원의 질문을 자녀와 함께 읽으세요.

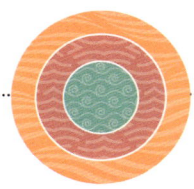

작은 말풍선

작은 말풍선이 나오면 제시된 장이나 질문으로 바로 가도 되고, 지금 읽고 있는 내용을 계속 읽어도 됩니다.

책의 구성은 단계별로 되어 있지만 중간에 다리가 있습니다. 예를 들어, <mark>사춘기</mark> 주제에서 생식('<mark>임신</mark>')을 다루면서 동시에 아름다움('<mark>자존감</mark>'), 첫사랑('처음으로 느끼는 <mark>강렬한 감정</mark>')도 다룹니다.

책의 맨 끝에는 참고자료와 웹사이트를 실었습니다. 자녀와 함께 보면 좋을 정보가 정리된 것입니다.

수첩을 준비하는 것도 잊지 마세요. 아이가 들려주는 이야기 중에서 메모하고 싶은 것이 생길지도 모르니까요. 아이의 말을 적어 구슬처럼 엮고 싶은 순간이 분명 찾아올 겁니다. ☺

❻ 꾸준한 연습이 필요해요.

취업 면접이나 발표를 앞둘 때처럼 아이와 이런 대화를 나누는 장면을 시뮬레이션해보세요. 큰 소리로 말을 해보면 어색한 기분을 풀 수 있고 몸, 사랑, 성에 대해 대화를 나눌 때 사용하고 싶은 나만의 표현을 찾을 수 있습니다!

왜 두루뭉술하게 표현하나요?

이 책에서는 그 누구도 소외감을 느끼지 않도록 남자와 여자를 이분법적으로 구분하지 않았습니다. 우선 남성과 여성의 서열을 나눌 이유가 없어서입니다. 그리고 성별을 이분법적으로 나누는 것을 피하기 위해서이기도 하지요. 모든 변화가 그렇지만, 우리가 일상에서 쓰는 단어부터 달라져야 진짜 변화가 시작됩니다.

끝으로 해부학이나 생식기 부분을 언급할 때 남성, 여성보다는 '음경을 가진 사람', '클리토리스와 자궁을 가진 사람'이라고 말하는 것이 낫습니다. 실제로 트랜스젠더와 인터섹스인 사람(특히 어린이)도 있기 때문입니다. 따라서 한 가지 상황만 생각할 수 없습니다. 음경을 가지고 태어난 아이가 남자일 수도, 여자일 수도 있으니까요.

물론 이 책은 완벽한 교재가 아닙니다. 여러분을 돕고 여러분을 안심시킬 수 있도록 만들어졌을 뿐입니다. 만약 '여자', '남자', '여자아이', '남자아이'란 표현이 더 편하다면 그렇게 사용하세요!

❼ 함께 성장하는 것을 목표로 삼으세요!

이 책이 아이들의 모든 질문에 완벽한 대답을 주는 만능 교과서는 아닙니다. 다만 여러분과 아이가 성을 주제로 건강하고 긍정적이며 포괄적인 대화를 시작할 수 있도록 기초를 마련해줄 뿐입니다.

이 책을 읽는 동안 여러분은 자신감이 쌓일 것입니다. 정보를 전달하는 방법에 대한 자신감, 아이의 질문에 대처하는 능력에 대한 자신감이죠. 실제로 우리 어른들도 아이와 대화를 함으로써 아이들 못지않게 성장합니다. ☺

일러두기
저자의 원주는 *로 표시했다.
편집자주는 •로 표시했다.

1장
몸

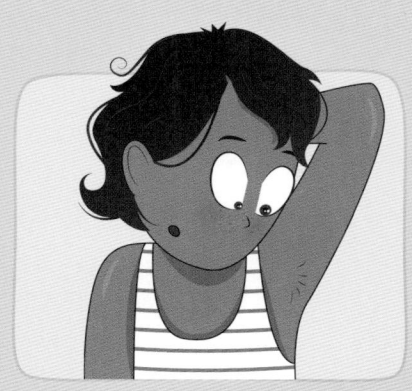

부모님들께

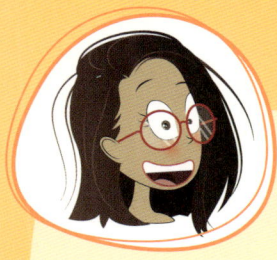

출발할 준비가 되었나요?

자녀의 코를 가리켜 뭐라고 부르나요? 자녀의 귀는요? 아마도 코는 '코', 귀는 '귀'라고 부르겠죠.
이제 질문을 바꿔볼게요. 자녀의 은밀한 부위는 뭐라고 부르나요?
'아랫도리', '거기', '소중한 곳', '그곳'이라고 부르지는 않나요?
다른 신체 부위에는 그냥 해부학에서 쓰는 용어를 그대로 사용하는데, 유독 은밀한 부위를 가리킬 땐 아이들이 쓰는 용어를 사용하죠. 왜 그런지 궁금한 적 없나요?

은밀한 부위도 정확한 단어를 사용하는 것이 어떨까요?

우리 세대도 은밀한 부위에 대해서는 애매한 언어를 사용하면서 자란 사람이 많습니다. 왠지 은밀한 부위를 정확한 단어로 불러서는 안 되는 것 같은 분위기였죠. 그래서 성기를 이야기할 때는 해부학에서 쓰는 표현이 아니라 다른 표현에 비유할 때가 많았습니다. 누구를 보호하려고 그러는 것일까요? 아이 아니면 어른? 엄연히 성기에 해당하는 신체 부위를 왜 성적으로 들리지 않게 하려고 우물쭈물할까요?

음경, 외음부, 클리토리스, 고환. 이러한 기관은 즐거움, 욕망, 환상의 대상이 되기에 앞서 그냥 몸의 일부입니다.

말부터 달라져야 사회가 달라집니다!

교육이 진화하려면(혹은 교육에 혁명이 일어나려면) 우리가 아이들에게 긍정적인 성교육을 하는 제1세대 부모가 되어야 합니다. 그러기 위해서는 우리가 쓰는 말부터 바꿔야 합니다!

우리는 더 이상 '아이'를 그저 '애송이 취급'하지 않아야 합니다(신경과학과 교육과학에서 이루어진 진보에 감사합니다). 아이는 지능과 비판적 감각을 갖춘 한 사람이라는 것을 잊지 마세요. 따라서 아이들에게 정확한 단어를 사용해 말해야 합니다.

고양이는 '고양이'라고 부르죠. 외음부 또한 '외음부'라고 부르면 됩니다. 음경은 '음경'이라고 부르면 됩니다! 남자아이든 여자아이든 상관없이 아이들에게 '성'이라는 단어를 그대로 사용해도 됩니다.

잠깐! : 만일 아직도 '외음부', '음경', '고환', '성'이라는 단어를 사용하는 것이 어색하다면 서둘러 바꾸지 않아도 됩니다. 각자 자신에게 맞는 속도로 나아가면 되니까요.

아이는 몸을 독특한 대상으로 생각합니다
1장에서는 먼저 인체부터 다루려 합니다. 아이는 자신의 몸을 독특한 대상으로 여기므로 호기심이 무궁무진합니다. 그래서 아이가 궁금해할 법한 질문들을 정리했습니다.

사실, 아이는 아주 어릴 때부터 자신의 몸이 부모, 형제 혹은 친구의 몸과 똑같지 않다는 것을 알게 됩니다. 왜 몸은 사람마다 다를까요? 커가면서 몸은 해부학적으로 차이가 줄어들까요, 아니면 여전히 차이가 있을까요? 그리고 해부학적 차이에 따라 몸이 달라지는 것일까요?

성과 젠더는 어떻게 다를까요?
우리는 성교육을 받으면서 남자아이에게는 음경, 여자아이에게는 외음부가 있다는 내용을 배웠습니다.

남자와 여자를 나누는 이분법적인 성(인간 개인의 유전적 특징과 생물학적 특성 전체)으로는 섹스와 젠더를 제대로 구별하기 힘듭니다. 젠더는 특정 문화권에서 실제 성별 혹은 보이는 성별에 맞춰 정해지는 행동, 역할, 활동을 전체적으로 아우르는 개념입니다.

따라서 성은 생물적인 구별이고, 젠더는 사회적인 구별입니다.

태어나서 생긴 성기(음경, 외음부)가 곧 아이의 젠더를 정하는 기준은 아닙니다. 오직 아이 당사자만이 자신의 젠더를 정할 수 있습니다. 따라서 아이가 자신의 생각대로 자유롭게 자신의 젠더를 결정할 수 있도록 해야 합니다. 이를 위해서는 아이에게 남녀 성기를 동시에 가진 사람, 트랜스젠더, 중성 등의 존재를 알리는 것이 중요합니다. 이 문제는 이 장의 '3번 원'에서 다루려고 합니다.

'처음'은 모든 부모에게 두렵습니다
아이와 '성'을 이야기한다는 게 어색할지 모릅니다. 당연해요. 처음으로 보조 바퀴가 달리지 않은 자전거를 탔던 때를 기억하나요? 그래요, 정말 무서웠죠. 하지만 최선을 다해 탔잖아요. 지금도 똑같아요!

이번 장에서 다룰 몇 가지 문제를 더 깊이 생각할 시간이 필요하다면 나중에 다시 이야기하고 싶다고 아이에게 말하는 것이 좋습니다. 아이는 이해할 것입니다. 아이도 부모라고 해서 모든 것을 알고 있는 것은 아니라는 사실을 이미 깨닫고 있을 거예요.

제일 중요한 것은 아이의 말에 귀 기울이고, 아이를 믿고, 아이가 자신의 모습을 있는 그대로 사랑할 수 있게 돕는 일입니다.

긴장을 푸세요.

숨을 한 번 크게 내쉬세요.

자, 출발합니다!

1 다리 사이에 있는 것을
뭐라고 부르죠?

아기 때부터 누구에게는 '고추'가 있고 누구에게는 '꽃'이 있다는 말을 들어 왔을 거예요. 어떤 집에서는 '작은 새', '아기 고양이', '작은 머리', '미치광이', '작은 아몬드 파이', '공'이라고 표현하기도 합니다. 사실, 프랑스에서는 다리 사이에 있는 신체 부위를 이처럼 비유법을 사용해 말할 때가 많아요.

> 그런데요, '고추'의 정식 명칭은 '음경'입니다.
>
> '작은 아몬드 파이'의 정식 명칭은 '고환'입니다.
>
> '꽃'의 정식 명칭은 '외음부'입니다.

음경, 고환, 외음부도 성기 를 가리키는 표현이니 사용해도 괜찮습니다.

2 왜 누구는 음경이 있고
누구는 외음부가 있어요?

인간의 몸은 수십억 개의 세포 로 구성되어 있어요. 이 세포들이 피부, 뼈, 근육 등이 됩니다.

세포에는 핵 이 있어요. 세포의 핵마다 고유한 정보가 담겨 있어 우리가 각자 다른 사람이 되는 거예요. 눈의 색깔부터 코의 모양, 다 자란 키 크기, 성별까지 모두 다 다르죠.

세포의 핵에 담긴 정보는 우리의 염색체 안에 있습니다. 우리 몸에는 23쌍의 염색체가 있습니다.

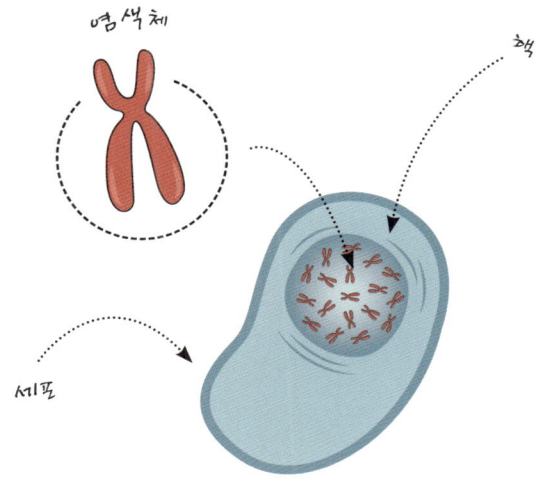

바로 23번째 염색체 쌍('성염색체'라고도 부릅니다)에 우리의 성별에 대한 정보가 있습니다. 염색체의 모양에 따라 음경이냐 외음부냐가 정해집니다.

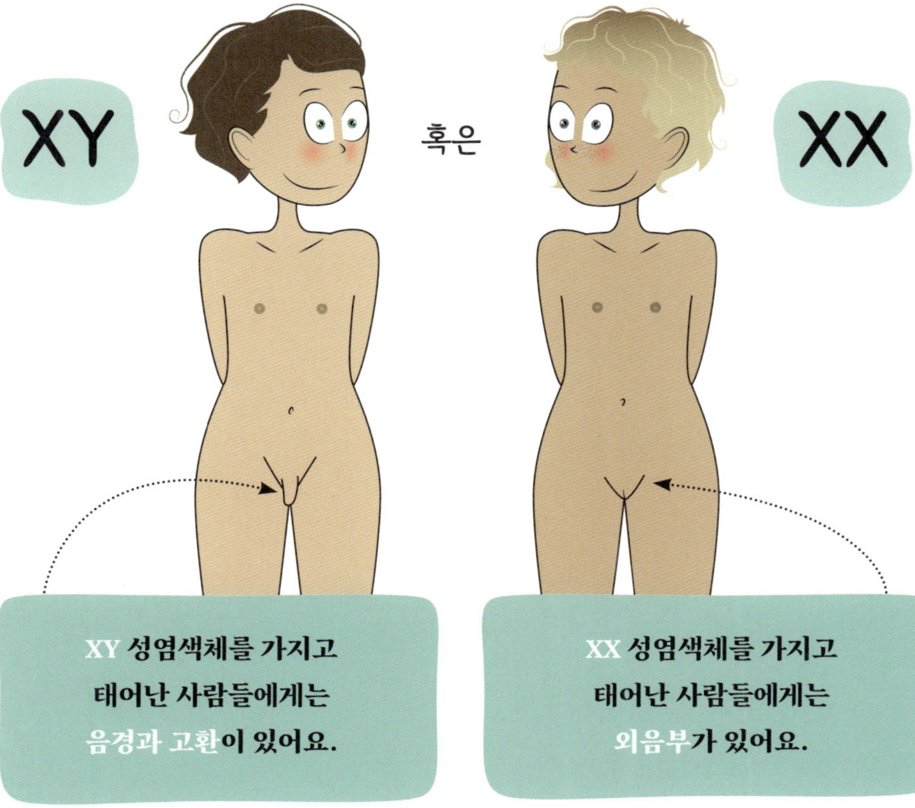

XY 혹은 XX

XY 성염색체를 가지고 태어난 사람들에게는 음경과 고환이 있어요.

XX 성염색체를 가지고 태어난 사람들에게는 외음부가 있어요.

3. 음경과 고환은 왜 필요하죠?

음경 이 있는 사람의 경우에는 성기가 외부에 돌출되어 있습니다. 특히 음경과 고환이 그렇죠.

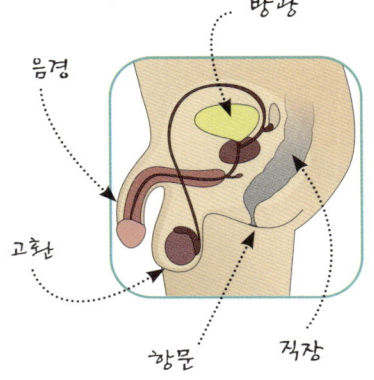

음경과 고환의 역할은 3가지입니다.
- 오줌을 누어요('소변을 보다'라고도 합니다)
- 정자를 만들어요(그리고 아기를 만들어요!)
- 자신 또는 상대방에게 즐거움을 줘요!

4. 외음부 속에 있는 구멍은 뭐예요?

외음부 가 있는 사람의 경우에는 성기의 많은 부분이 몸 안에 있습니다. 외음부가 유일한 눈에 보이는 부분입니다. 외음부 안에는 내음순, 외음순, 요도 구멍(오줌이 나오는 곳), 클리토리스의 음핵, 질 입구가 있어요. 우리가 찾던 바로 그 구멍이 '질 입구'입니다. 질은 외음부(몸 바깥에 있어요)에서 자궁(몸 안에 있어요)으로 이어지는 통로입니다. 자궁은 아기가 자라는 기관이죠.

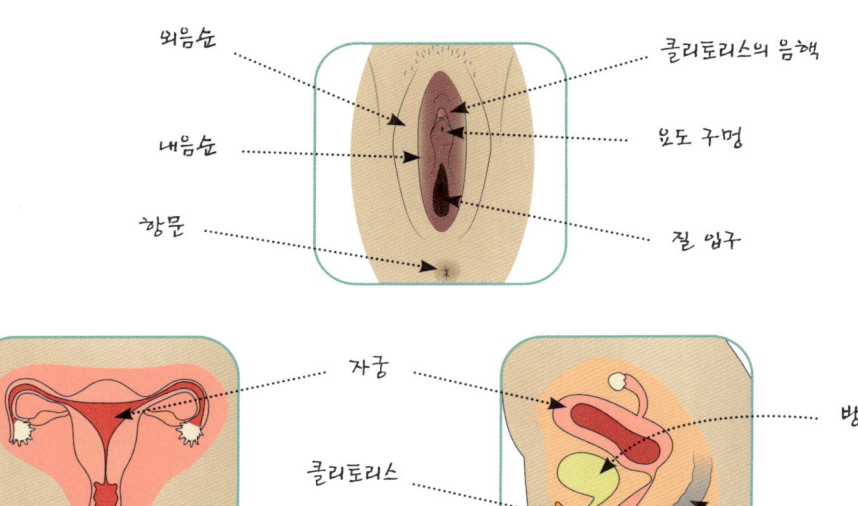

질은 여러 가지 역할을 합니다.

- 생리를 하면 자궁에서 떨어져나온 조직들이 피와 섞여요. 질은 이 혈액이 빠져나오는 통로예요.
- 성관계를 할 때 남자의 음경을 받아들여요.
- 아기가 자궁에서 밖으로 나오는 통로예요.
- 상대방이나 자신에게 즐거움을 줘요!

즐거움에 대해 더 알고 싶다면
2장 프라이버시 편을 보세요.
생리에 대해 더 알고 싶다면
3장 사춘기 편을 보세요.
성관계에 대해 더 알고 싶다면
7장 사랑과 성 그리고 기쁨 편을 보세요.
출산에 대해 더 알고 싶다면
8장 임신 편을 보세요.

5 왜 누구에게는 음경이 있는데 누구에게는 없나요?

사실, 누구에게나 음경이 있는 것은 아니에요. 어떤 성염색체를 가지고 태어났냐에 따라 다르죠. 외음부가 있는 사람에게도 특별한 기관이 있어요. 바로 '클리토리스'죠. 클리토리스에서 유일하게 겉으로 보이는 부분은 '음핵'입니다. 음핵은 외음부의 위에 있어요.

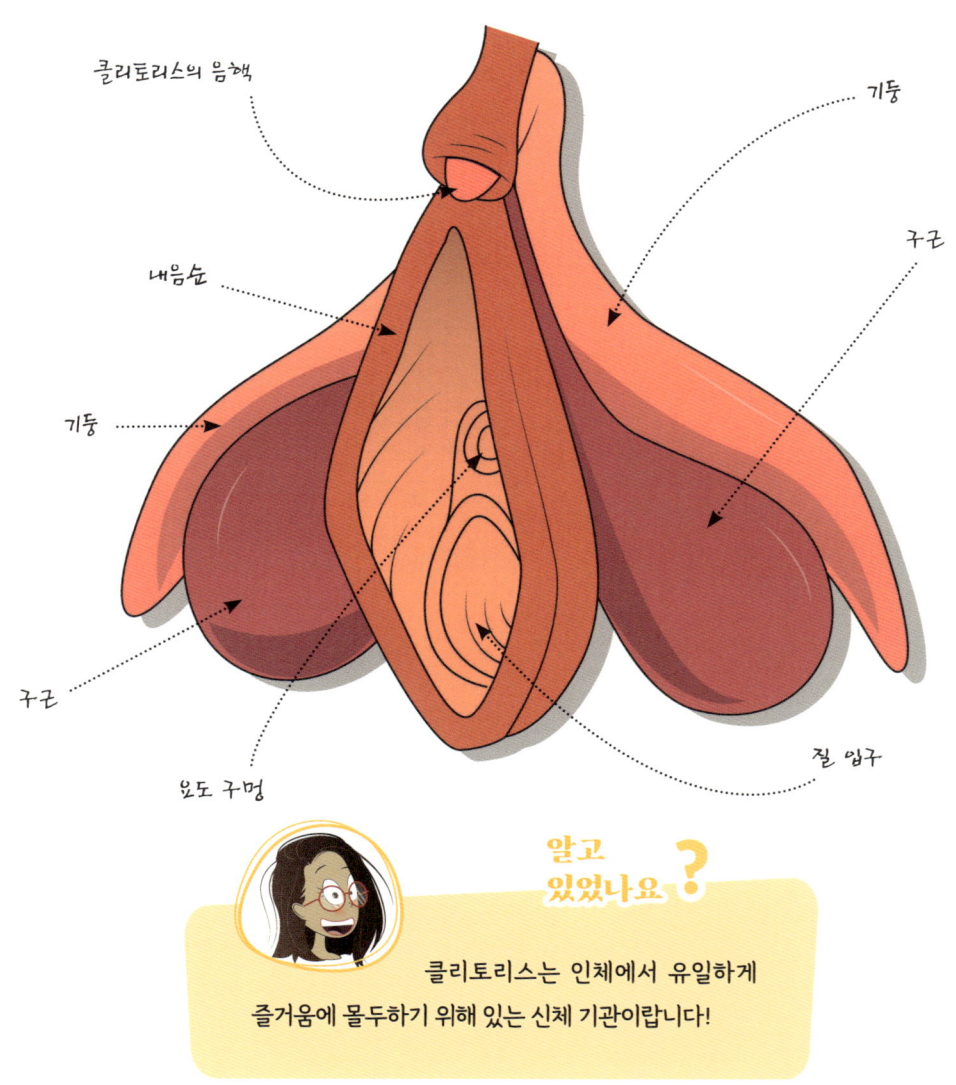

알고 있었나요?

클리토리스는 인체에서 유일하게 즐거움에 몰두하기 위해 있는 신체 기관이랍니다!

이제 질문 하나

다음 두 기관이 닮아 보이나요?

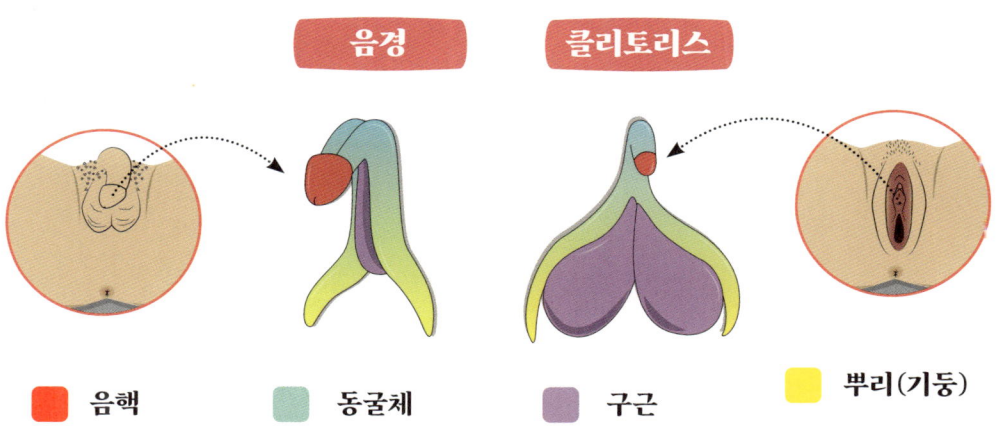

닮은 점을 찾아냈나요? 잘했어요!
사실 음경과 클리토리스는 다른 점보다는 닮은 점이 더 많아요.

- **음경과 클리토리스는 똑같이 세포에서 만들어져요**(임신할 때 세포들은 서로 갈라지면서 음경이 되거나 클리토리스가 됩니다).
- **음경과 클리토리스에는 수천 개의 신경 말단이 있어서** 만지면 매우 민감해져요!
- **음경과 클리토리스는 벌떡 일어나요.** 자극을 주면 피가 몰려서 부풀어 올라 더 민감해진답니다!

음경과 클리토리스에 커다란 차이가 있다면, 음경은 몸 밖으로 나와 있어 잘 보이고 클리토리스는 몸 안에 숨어 있어 잘 보이지 않는다는 것이에요.

6 성기는 씻어야 하나요?

우리가 가진 성기가 무엇이든(음경이든 외음부든) 잘 관리해야 합니다. 그래야 성기가 더러워지거나 병에 옮지 않게 지켜주는 착한 박테리아들이 제대로 일을 할 수 있어요.

외음부를 가지고 있다면 이렇게 씻으세요.

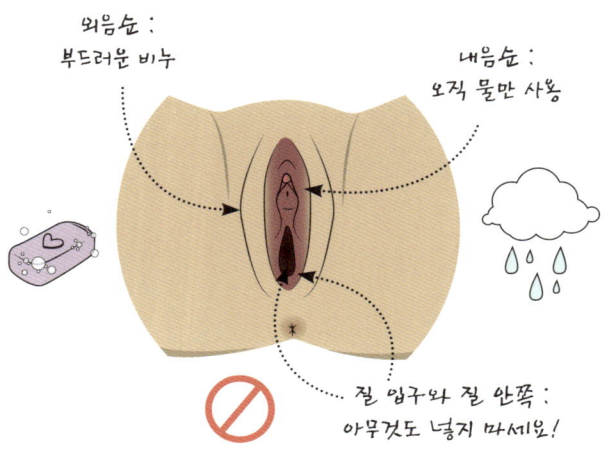

외음순: 부드러운 비누
내음순: 오직 물만 사용
질 입구와 질 안쪽: 아무것도 넣지 마세요!

알고 있었나요?

왜 질에 아무것도 넣으면 안 되냐고요? 질은 자정작용이 있거든요! 질은 스스로 보호하는 액체를 만들어냅니다. 따라서 질은 물로 씻어낼 필요가 없어요. 비누나 다른 목욕 제품을 써서도 안 됩니다. 오히려 이런 제품을 쓰면 질이 다칠 수 있어요!

음경을 가지고 있다면 이렇게 씻으세요.

- 오줌을 누고 나면 음경을 꼭 씻으세요.
- 샤워할 때 음경과 고환을 물로 씻어내고 부드러운 비누를 사용하세요. 단, 비누를 너무 세게 문지르지 말고(피부는 연약합니다) 물로 잘 헹구세요.
- 꼭 해야 하는 것은 아니지만, 포경수술을 했다면 미지근한 물로 잘 씻으세요.

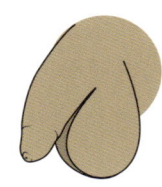
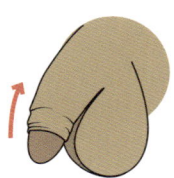

건강한 성관계를 나누기 위해 알아야 할 5가지 규칙

- 매일 성기가 있는 부분을 구석구석 씻어요. 당연히 항문도요. 항문을 씻어야 더러운 것이 모두 사라집니다.
- 씻은 부분은 잘 말린 후 속옷을 입으세요.
- 속옷은 매일 갈아입으세요.
- 바람이 잘 통하는 옷을 입고 자는 것이 좋아요(속옷은 벗고 잠옷이나 가운만 입거나 알몸으로 이불을 덮고 잡니다).
- 화장실을 갈 때, 특히 대변을 보고 나면 앞쪽에서 뒤쪽 방향으로 (성기에서 항문 쪽 방향으로) 닦거나 씻으세요.

7. 성기에서 이상한 냄새가 나요. 괜찮은 건가요?

외음부에서 냄새가 나요. 외음부 냄새!
음경에서 냄새가 나요. 음경 냄새!
괜찮습니다. 성기를 보호해주는 박테리아가 자연스럽게 풍기는 냄새거든요. 이때 성기에서 나는 냄새는 몸의 다른 부분에서 나는 냄새와 달라요. 따라서 **성기의 냄새는 굳이 없애지 않는 것이 좋습니다**(예를 들어 비누, 향수 등을 많이 사용해 성기 냄새를 없애려 하지 마세요). 자칫 착한 박테리아를 죽일 수 있어요.
하지만 성기에서 나는 냄새가 전과 다르거나 평소보다 강하다면 그냥 놔두면 안 됩니다. 믿을 만한 어른에게 얼른 이야기하는 것이 좋아요. 필요하다면 그 어른이 병원까지 데려다줄 거예요.

8. 부모님은 왜 저보다 음경과 유방이 더 큰가요?

부모님의 신발을 신어본 적이 있나요? 사이즈가 딱 맞던가요? 그렇다면 여러분이 처음 걸음마를 했을 때 신었던 신발은요? 아직도 발에 맞을까요?

여러분은 계속 자라고 있어요! 태어나서 17~18세까지는 급격하게 성장하는 시기예요. 발, 손, 키, 코, 음경과 클리토리스 등 몸의 모든 부위와 몸속의 장기도 성장 속도에 맞춰서 커질 거예요!

언젠가는 여러분 몸이 부모님보다 더 커질 수도 있어요. 어른인 부모님의 신체는 충분히 자라서 대부분 더 이상 자라지 않을 테니까요.

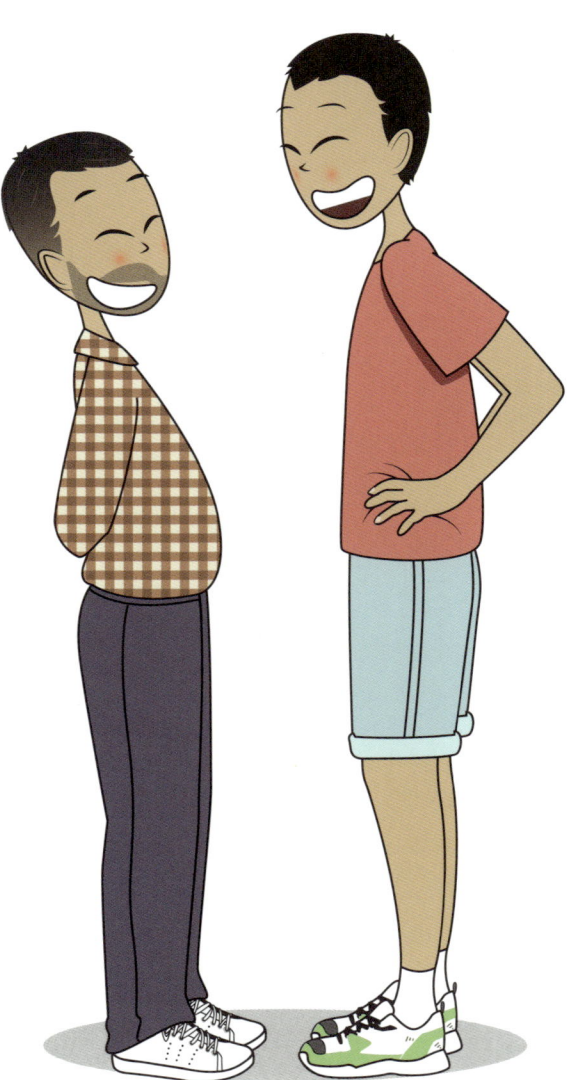

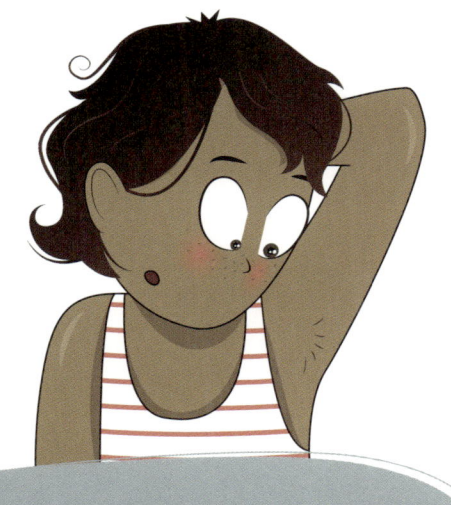

9 저도 겨드랑이에 털이 날까요?

그럼요. 특히 사춘기가 시작되면(아이마다 달라서 8~13세 사이) 몸의 여러 부위가 달라질 거예요!

가장 눈에 띄는 변화가 털 이 자라는 것이죠. 성기 주변에, 겨드랑이에, 그리고 팔다리 위에, 입 위에, 그 외 몸의 다른 부위에 털이 나거든요. 자연스러운 변화니까 부끄러워할 필요 없어요!

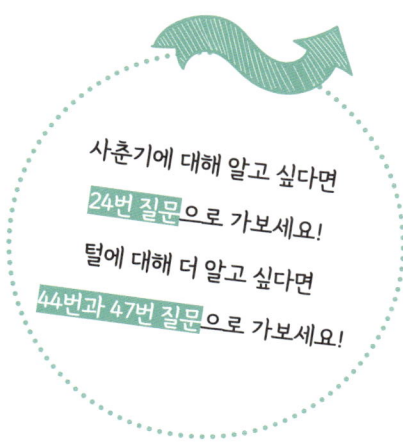

사춘기에 대해 알고 싶다면
24번 질문으로 가보세요!
털에 대해 더 알고 싶다면
44번과 47번 질문으로 가보세요!

10 음경과 외음부는 모두 똑같이 생겼나요?

반 친구들과 코가 똑같나요? **아니죠?** 음경과 외음부도 그래요! 사람마다 성기의 생김새가 다 달라요(어느 정도 기본 틀이 있지만요). 이런 다양성은 자연스럽고 좋은 것이랍니다.

자연스럽게 생기는 다양한 차이에 관해 알고 싶다면 4장 '자존감'을 보세요.

11 음경과 외음부를 같이 가지고 있는 사람들이 있나요?

그럼요! 음경과 외음부, 음경과 질, 혹은 외음부와 고환을 같이 갖고 태어나는 사람들이 있습니다. 생물학적으로, 해부학적으로 다양함은 끝이 없습니다. 심지어 XX염색체인데 음경을 갖고 태어나는 사람도 있고, XY염색체인데 질을 갖고 태어나는 사람도 있어요.

이런 사람들을 남자이자 여자인 '인터섹스'라고 해요. 이것은 질병도 아니고 장애도 아닙니다. 그냥 발달과정에서 자연스럽게 생긴 일이에요.

태어난 아이들 중 약 1.7퍼센트가 인터섹스예요. 붉은 머리칼을 갖고 태어나는 아이들보다 많다고 할 수 있어요!

12 음경이 있으면
남자아이란 뜻인가요?

이 질문에 답하려면 힌트가 하나 필요합니다.

다음 사진 속 세 사람의 공통점은 무엇일까요?

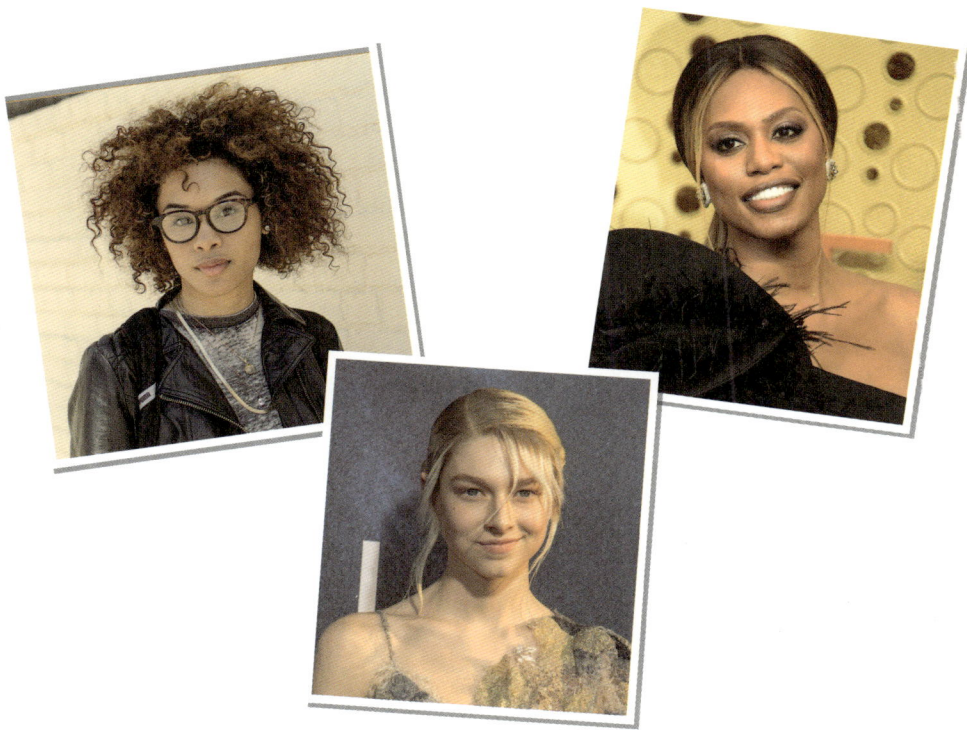

● 모두 트랜스젠더 예요. 음경을 가지고 태어났지만 어릴 때부터 자신은 여자아이 혹은 여성이라고 생각하는 사람들입니다. 이들은 자신이 남자아이 혹은 남성이라고 생각하지 않아요.

● 마찬가지로 태어날 때 외음부가 있어서 여자아이 혹은 여성이라고 불리는 사람이 자신을 남자아이나 남성이라고 생각할 수 있습니다.

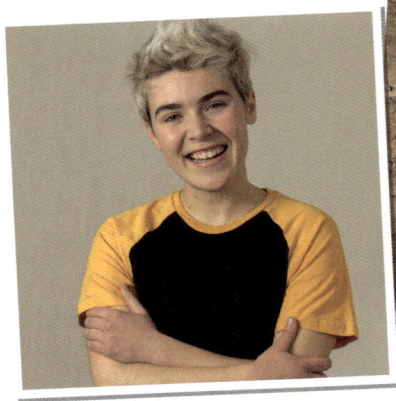
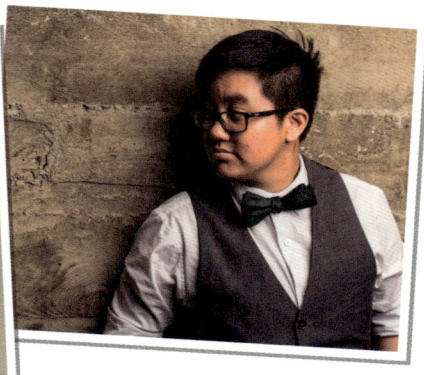

● 마지막으로, 태어날 때는 음경이나 외음부 중 하나를 달고 나왔지만 스스로 여자도, 남자도 아닌 여성이자 남성이라고 생각하는 사람도 있고, 그 어느 성에도 속하지 않는다고 생각하는 사람도 있고, 때에 따라 여성이 되기도 하고 남성이 되기도 하는 사람(젠더 플루이드)도 있습니다. 이런 사람들을 가리켜 '바이젠더'라고 해요.

13 여자가 될지, 남자가 될지 선택할 수 있나요?

여자이냐 남자이냐의 성별 정체성은 태어날 때 어떤 성기를 달고 있느냐와는 관계가 없습니다. 내가 여자라고 느끼면 여자가 되고, 내가 남자라고 느끼면 남자가 됩니다. 하지만 만일 나는 여자도 남자도 아닌, 여자이자 남자라고 생각되면 바이젠더가 되는 것이죠.

성 정체성이 궁금하면 부모님이나 믿을 만한 어른에게 꼭 말하세요.

> **14** 어떤 때는 내가 여자,
> 어떤 때는 내가 남자처럼 느껴져요.
> 정상인가요?

예, 물론 그럴 수 있어요!

성 정체성은 나의 것이지만, 자주 그 모습을 바꾸기도 해요. 그러니까 걱정하지 않아도 됩니다. 어떤 때는 내가 여자 같기도, 어떤 때는 내가 남자 같기도 할 수 있어요. 어떤 때는 내가 여자이자 남자처럼 느껴질 수도 있고, 또 어떤 때는 내가 여자도 아니고 남자도 아닌 것처럼 느껴질 수도 있어요.

다른 사람들이 나를 남자처럼 생각해주었으면, 혹은 여자처럼 생각해주었으면 좋겠다고 생각할 수도 있어요. 성 정체성은 나의 것이에요. 어떤 성 정체성을 선택해 세상에 보여줄지는 오직 나만이 선택할 수 있어요!

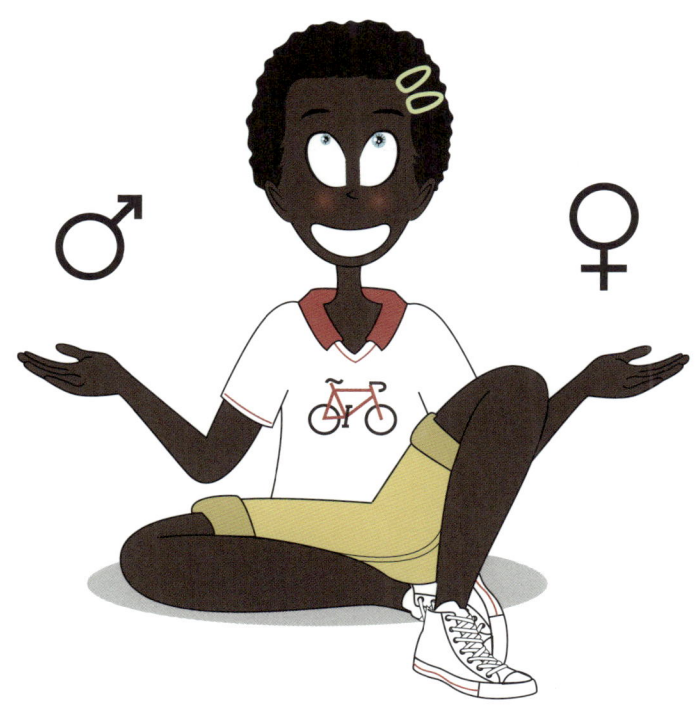

2장
프라이버시

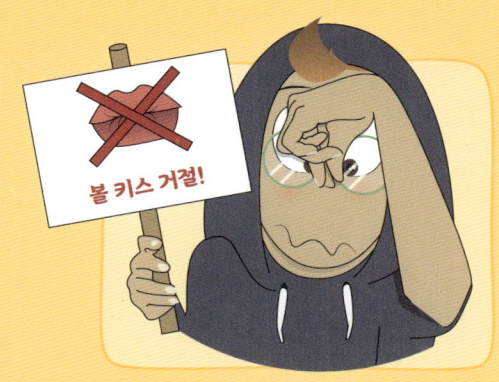

부모님들께

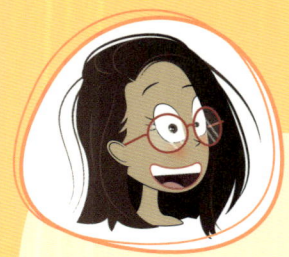

1장은 무사히 통과하셨나요?

무사히 통과하셨으리라 믿어요. 신체 부위를 가리키는 용어를 있는 그대로 표현할 수 있게 되었으리라 생각합니다. 2장에서는 아이와 함께 몸을 탐구하고 몸에 대한 '동의' 이야기를 어떻게 나눌 것인지 배울 예정입니다(몸에 대한 동의 이야기가 더 자세히 다루어지는 것은 6장입니다).

아이가 자신의 프라이버시를 소중히 여기도록 도와주세요
안타까운 현실이지만 최근 들어 성폭력 피해를 입는 아이와 청소년이 부쩍 늘었다고 합니다. 성폭력은 가정 안에서 일어나거나 가족이 아닌 다른 사람에게 당할 수도 있어요. 프랑스에서는 성폭력을 당한 피해자 중 40퍼센트가 15세 미만의 미성년자입니다.* 심각한 일이 아닐 수 없습니다. 성폭력 범죄를 예방하고 피해자들을 도우려면 해야 할 일이 많습니다.

부모의 입장에서 아이를 어떻게 보호할 수 있을까요?

먼저 아이가 자기 자신과 자신의 몸을 이해하고 자신의 몸에 대한 동의 표현을 할 수 있게 도와주어야 합니다.

그다음으로는 아이에게 안아도 되는지, 볼에 뽀뽀를 해도 되는지(이외의 모든 신체 접촉) 항상 물어보는 습관을 들여야 합니다. 이렇게 해야 아이도 '나의 몸을 만지기 전에 상대방이 괜찮냐고 물어보는 것이 맞구나', '내가 괜찮다고 표현하는 것이 중요하고 존중받아야 하는 일이구나'라고 느낍니다.

세 번째로는 아이에게 몸을 만져도 되는지 물어보는 것은 다른 사람에게도 똑같이 해야 하는 일이라고 가르쳐주어야 합니다. 아이도 똑같이 상대방에게 볼에 뽀뽀를 해도 되는지, 몸을 쓰다듬어도 되는지, 안아도 되는지 동의를 구해야 한다고 가르치는 것이죠.

몸은 아이가 탐험하고 기쁨을 느끼는 첫 놀이터입니다

아이가 자신의 몸을 탐험할 때 무엇을 어떻게 해야 할지 모르겠다고 내심 걱정하는 부모님이 많습니다.

자신의 성기를 만지거나 성기를 기구로 문지르며 자위행위를 하는 아이를 갑자기 본다고 해보죠. 이때 어떻게 반응하십니까? 아이는 상상력이 풍부해요!

사실 자위행위는 모든 포유류 동물이 한다고 합니다. 그것도 태어날 때부터요(심지어는 자궁 안에 있을 때부터). 그러니까 인간만 자위행위를 하는 것은 아니에요. 자위행위는 건강하고 정상적인 발달과정이에요. 그렇다고 해서 자위행위가 꼭 의무적으로 해야 하는 행위는 아니에요(아이가 자위행위를 하지 않는다 해도 괜찮아요!)

그러므로 아이에게 자신의 몸을 탐험하는 것은 잘못된 일이 아니라고 따뜻하게 말해주세요. 단, 자신의 몸과 다른 사람의 몸은 개인적인 것이니까 존중해주어야 한다는 말을 들려주세요. 아이에게 자위를 하되 방이나 아무도 없는 곳에서 조용히 하는 것이 좋다고 꼭 말해주세요.

누구에게나 자신만의 속도가 있어요

불편한 질문이 있을 수 있습니다. 그렇더라도 너무 걱정하지 마세요. 이번 장에서 나오는 질문을 전부 다 서둘러 다룰 필요는 없어요. 마음의 준비가 됐을 때, 혹은 아이가 직접 질문을 해올 때 다시 살펴봐도 됩니다.

아이가 자위행위에 대해 질문해올 때 부모라고 해서 모두 대답해주어야 하는 것은 아니에요. 어디까지나 부모의 결정입니다.

* 출처 : 프랑스국립인구연구소(INED), 2015년도 조사

15 '프라이버시'가 뭐예요?

우리 각자의 몸처럼 오직 '나만의 것'을 말합니다. 나의 몸은 나만의 것이에요. 프라이버시는 침해당할 수 없는 나만의 비밀 정원 을 말하기도 해요. 나의 감정, 나의 생각, 나의 꿈이 여기에 속하죠.

누구나 프라이버시를 가질 수 있어요. 나도, 반 친구들도, 부모님도요.

나의 프라이버시를 존중받는 것이 중요하듯이, 다른 사람의 프라이버시를 존중하는 것도 중요합니다.

예를 하나 들어볼게요.
이 튼튼한 성을 함께 봅시다.

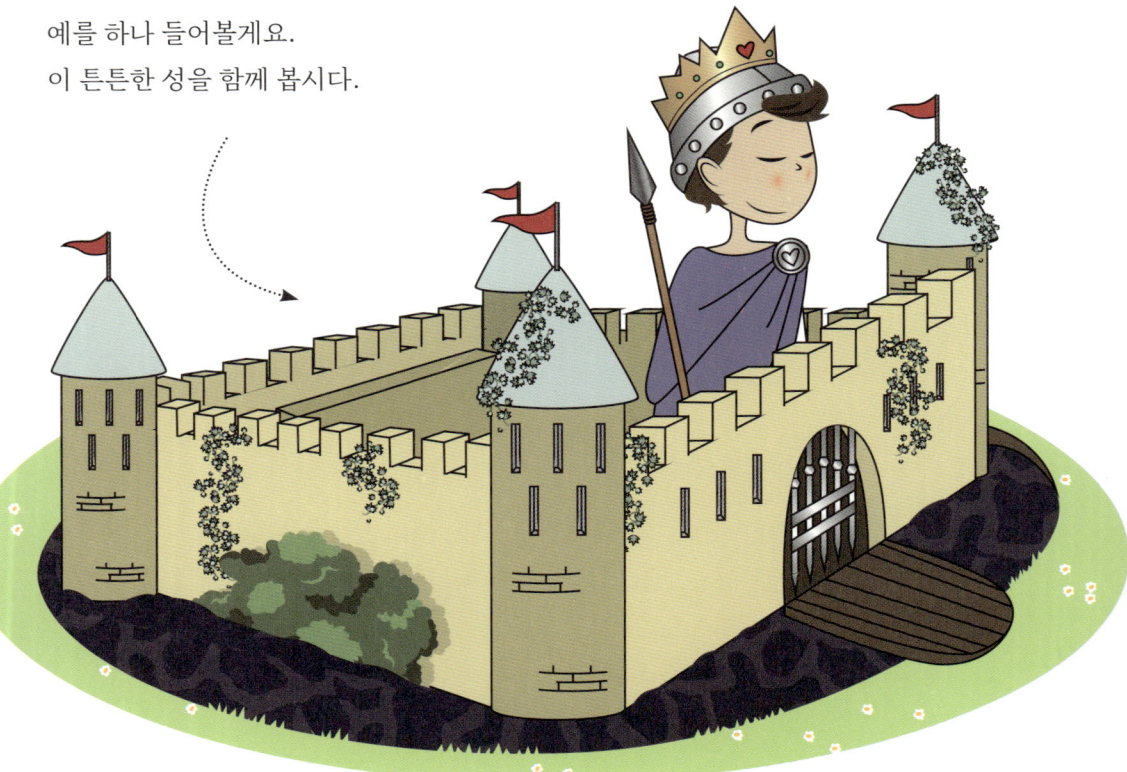

이 튼튼한 성에는 여러 부분이 있습니다. 각 부분을 묘사할 수 있나요? 성은 무엇으로 보호를 받고 있나요?

성 주변을 감싼 웅덩이(물이 차 있는 곳), 다리, 철문, 무기가 보입니다. 성이 침입을 받지 않게 지켜주는 것들이죠.

프라이버시와 튼튼한 성 사이에 어떤 관계가 있을까요?

맞았어요! 튼튼한 성은 곧 **나의 몸, 나의 프라이버시**

나는 나의 몸 을 다스리는 왕이에요. 내 허락이 없다면 그 누구도 함부로 내 몸에 접근할 수 없죠! 튼튼한 성처럼요. 그러니까 다른 사람이 나의 몸에 접근하려면(나의 몸을 만지거나 내 볼에 뽀뽀를 하거나 나를 안으려면) 내 허락을 받아야 합니다. 싫으면 거절할 수 있고요.

연습

반 친구 한 명이 내 손을 잡으려고 해요. 그런데 싫다면요?
이 말을 기억하세요.

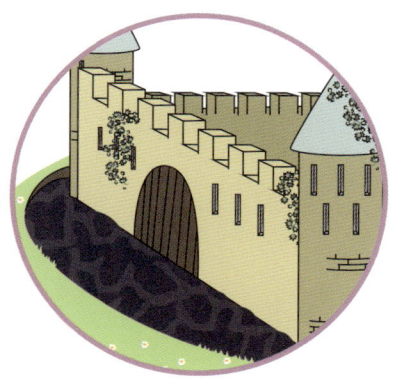

"내 몸에 접근하라고 하지 않았어요 (다리가 올라가면 문이 닫혀요)."

"네 몸은 너만의 것이야. 그러니까 누군가 네 몸을 만지려면 만져도 되냐고 너에게 먼저 물어봐야 해!"

16 다른 사람이 나에게 볼 키스를 하는 것이 싫어요. 정상인가요?

어떤 것이 싫은가요?

다른 사람이 나에게 볼 키스를 하는 것?

물어보지도 않고 마음대로 볼 키스를 하는 것?

아니면 볼 키스를 해오는 사람이 편하지 않나요?

다음의 경우 모두 싫다는 기분이 들 수 있어요.

● **볼 키스 자체가 싫어요.** 그래서 다른 사람이 볼 키스를 해오는 것이 싫어요!

● 다른 사람이 볼 키스를 해오면서 나의 영역에 들어오는 것이 싫어요. 더구나 볼 키스를 해달라고 한 적이 없어요. 볼 키스를 해도 되냐고 **나에게 물어보지 않았어요!**

● **모르는 사람**이 포옹하고 볼 키스를 하는 것이 싫어요(아니면 입냄새 나는 사람이 포옹하고 볼 키스를 하는 것이 싫어요)!

● 포옹해주고 볼 키스 해주는 것이 **좋을 때도 있지만 싫을 때도 있어요!**

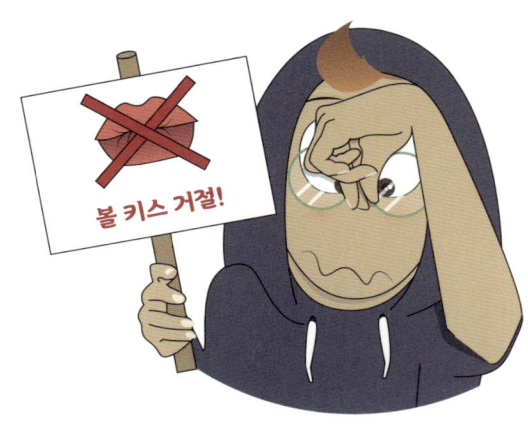

볼 키스 인사를 전혀 하지 않는 나라들이 있어요. 알고 있나요?

예를 들어볼게요.

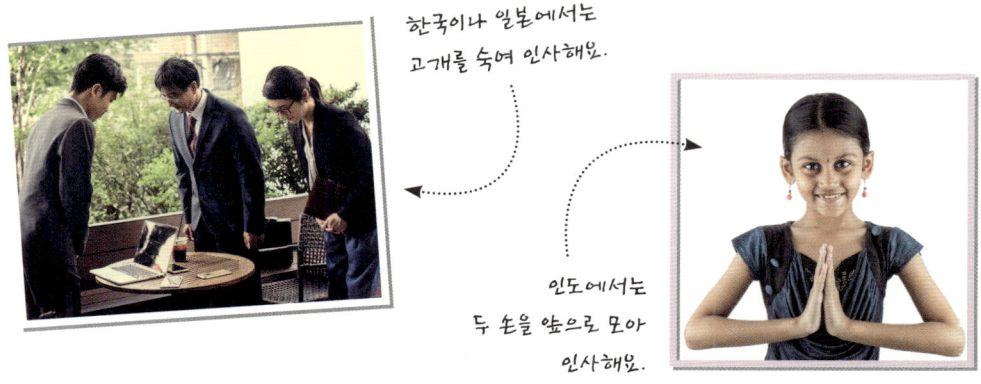

한국이나 일본에서는 고개를 숙여 인사해요.

인도에서는 두 손을 앞으로 모아 인사해요.

한국, 일본, 인도와 같은 나라에서 태어나면 볼 키스로 인사를 하는 일은 없을 거예요.

연습

누군가(반 친구든, 가족이든, 이웃이든, 그 외의 사람이든) 여러분에게 볼 키스를 하자고 강요하면 어떻게 해야 할까요? **그 사람에게 다음과 같이 설명해보세요.**

"내 몸은 나만의 영역이에요. 괜찮다고 하지 않았는데 함부로 다가와서는 안 돼요. 볼 키스도요!"

"볼 키스가 아니라 말로 인사하는 것이 예의예요!"

여러분도 볼 키스 대신 자신만의 인사법을 만들어보세요. 예를 들면, 손을 흔들거나 팔꿈치로 상대방을 가볍게 툭 치는 방법이 있습니다(앞에 있는 사람이 좋다고 하면요)!

17. 왜 다른 사람 앞에서 나의 몸을 만지면 안 돼요?

나의 몸은 나만의 영역이에요!

나의 몸을 만지면서 스스로를 알아갈 수 있어요. 이것은 문제가 안 돼요. 하지만 나의 몸을 만지면서 알아가는 것은 혼자만 있는 곳에서 하는 것이 좋아요. 예를 들면 자기 방에서, 아니면 혼자 있으면 편한 곳(예를 들어, 욕실)이요.

주변 사람들도 마찬가지로 자신만의 영역이 있어요. 그러니 다른 사람에게 나만의 영역을 마음대로 보여주는 행위는 상대방의 영역을 침범하는 일이 된답니다.

18. 욕실에 있을 때 문을 닫아도 되나요?

자신의 몸을 남에게 보여주고 싶지 않을 때, 아니면 내가 다른 사람의 몸을 보고 싶지 않을 때 떠오르는 단어가 있어요. 바로 '부끄러움' 이에요. 어떤 감정을 혼자만 알고 싶은 것도 부끄러움 때문이죠.
부끄러움을 느끼기 때문에 자신의 영역과 다른 사람의 영역을 지킬 수 있어요.

사회마다 부끄러움을 느끼는 기준이 달라요. 이 기준은 시대에 따라 변해요. 100년 전만 해도 프랑스에서는 자신의 무릎을 보이는 것은 해서는 안 될 부끄러운 짓이었어요.

벗은 몸을 별로 부끄럽지 않게 생각하는 가정이 있어요. 이런 가정에서는 벗은 몸을 쉽게 보여줍니다(샤워하고 나올 때, 아침에 일어날 때). 그런데 반대로 이런 일에 대해 매우 조심스러운 가정도 있어요. 그러니까 부끄러움을 많이 타는 가정이죠.

가정마다 부끄러움을 느끼는 정도도 다를 수 있어요. 집에서 나체로 돌아다니는 것을 좋아하는 사람들도 있고, 나체로 집안을 돌아다니고 싶어 하지 않는 사람들도 있습니다. 이때는 부끄러움을 가장 많이 타는 사람이 편안해질 수 있게 배려를 해줍니다.

아이들은 자라면서 부끄러움을 느끼고 자신의 영역을 보여주려 하지 않을 때가 종종 있어요.

나만의 영역을 지키고 싶을 때는 이렇게 하세요.

● 방문을 닫고 '노크 없이 들어오지 마세요'라고 써 붙입니다.

● 욕실 문을 닫고는 아무도 못 들어오게 합니다.

● 공공장소(수영장 탈의실이나 해변)에서 옷을 갈아입을 때 가운으로 몸을 가립니다.

그러니까 프라이버시를 지키고 싶다면 꼭 부모님과 다른 가족에게 말하세요.
이렇게 한 뼘 더 자라는 거예요.

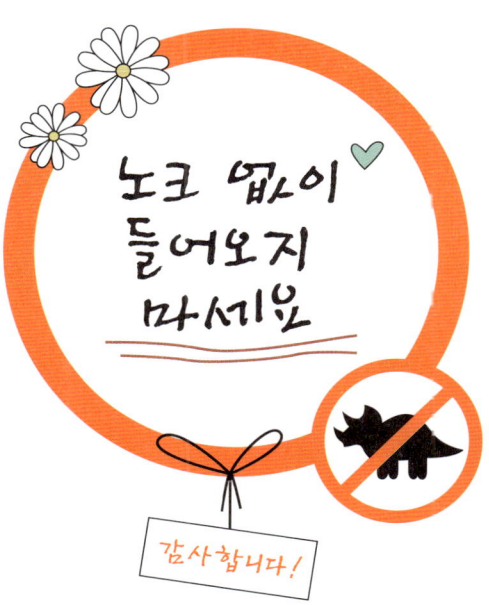

19 내 성기를 만지거나 비비고 싶은 게 잘못된 건가요?

전혀요. 자신의 몸을 탐험하고 싶은 것은 자연스러운 일이에요. 성기도 마찬가지죠. 자신의 성기를 알아가는 것을 가리키는 단어도 있어요. 자위행위 라고 해요.

자위행위란 자신의 성기를 만지거나 쓰다듬거나 문지르거나 자극하는 행동이에요. 모든 포유동물은 자위행위를 합니다. 몸을 알아가면 몸을 길들일 수 있어요. 인간도 포유동물이라 자위행위를 해요. 심지어는 태어나기 전에(엄마 뱃속에서) 자위행위를 시작하기도 해요!

아기들은 손으로 자신의 얼굴, 머리카락, 배꼽, 발을 만지며 몸 구석구석을 탐험해요. 그러니 자신의 성기가 궁금해서 성기를 만지고 싶은 것은 이상한 일이 아니랍니다.

20 왜 자위를 하고 싶지 않은 거죠?

사람마다 자신에게 맞는 속도가 있습니다. 굳이 자위를 하고 싶다는 마음이 들지 않으면 안 해도 됩니다. 평생 동안 나의 몸을 알아갈 수 있으니 급할 게 없어요.

21 왜 자위하는 것이 좋은 거죠?

피부는 신경 말단으로 덮여 있어요. 그래서 몸의 일부를 만지면 뇌로 메시지가 전달돼요. 그러면 뇌가 반응합니다. 몸을 꼬집거나 어딘가에 세게 부딪치면 통증이 와요. 머리카락을 잡아당기면 아프죠!

하지만 피부를 손이나 무언가로 살짝 스치면 기분이 좋아지기도 하고 간지럽기도 해요!

성기는 신경 말단이 가장 많이 모여 있는 신체 부위에 속해요. 매우 민감한 곳이죠! 그래서 계속 만지고 싶고 문지르고 싶고 샤워할 때 물로 적시고 싶은지도 몰라요.

단, 이것 하나는 잊지 말아야 해요. 나의 프라이버시만큼 다른 사람의 프라이버시도 지켜줘야 해요. 자위행위를 할 때는 조용한 장소에서 느긋하게 하세요. 그래야 방해를 받지 않고 다른 사람도 불편하게 만들지 않아요.

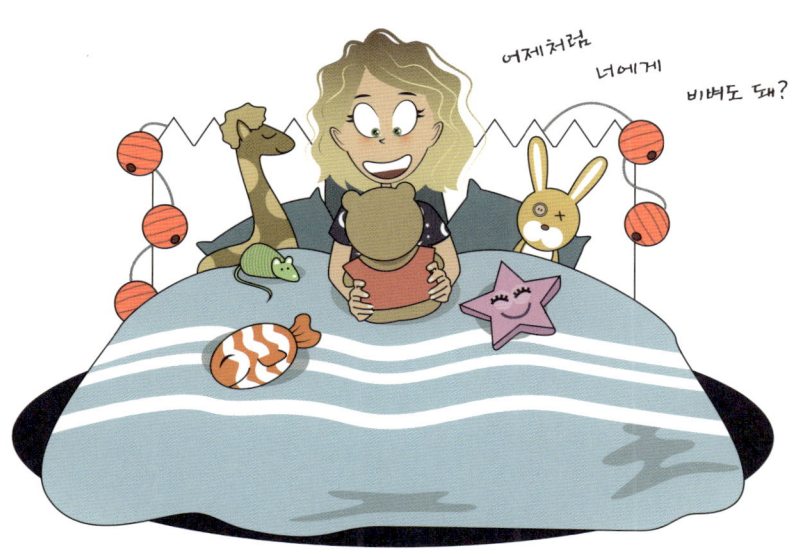

22 왜 아침에 음경이 딱딱해지죠?

음경이 딱딱해질 때를 '발기'라고 합니다. 특히 아침에 막 일어났을 때 음경이 발기한 적이 있을 거예요.

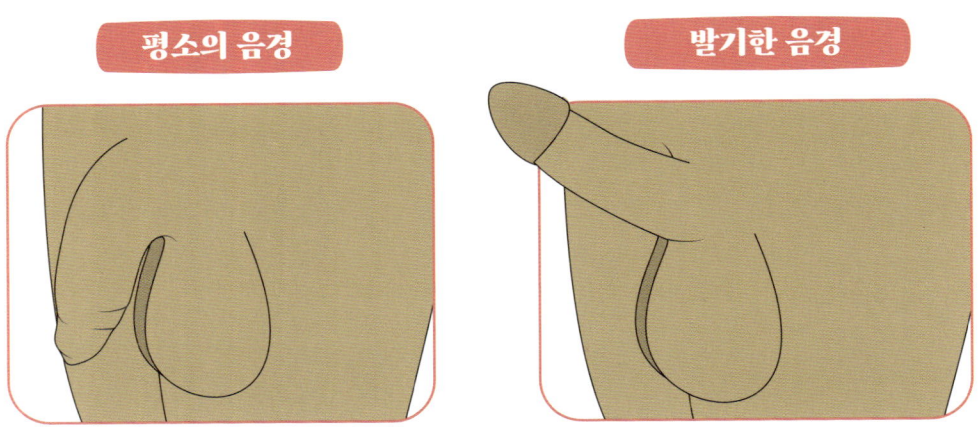

평소의 음경 | **발기한 음경**

발기는 완전히 정상적인 반응입니다. 심지어 엄마 뱃속에서 발기를 하는 아기도 있다고 합니다.

음경을 비롯해 인간의 몸 각 신체 부위에는 혈관이 지나가요. 그래야 피가 몸 구석구석을 돌죠. 음경에 피가 몰리면 발기가 돼요. 음경의 신경 말단이 자극을 받아도(자위행위를 할 때) 발기가 될 수 있어요. 한번 발기가 되면 쉽게 조절이 안 돼요. 방광이 꽉 차서 화장실에 가고 싶을 때 어떻게 안 되잖아요. 잠에서 깰 때나 잠을 자거나 꿈을 꿀 때도 음경이 발기하기도 해요.

> **23** 발기할 때 왜 아프죠?

발기할 때 음경에는 피가 가득 차요. 이때 음경의 신경 말단(신경 말단이 많아요)이 음경의 벽에 눌리면 음경이 매우 민감해지고 아프기도 해요.

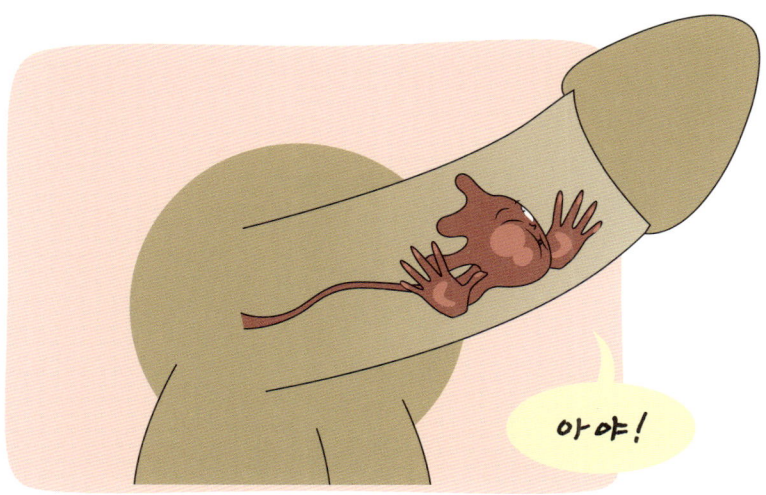

알고 있었나요?

발기하는 것은 음경만이 아니에요. 클리토리스도 발기해요. 클리토리스는 음경처럼 작동하기 때문에(질문 5번을 보세요) 자극을 받으면 피가 몰리면서 매우 딱딱해질 수 있어요.

3장
사춘기

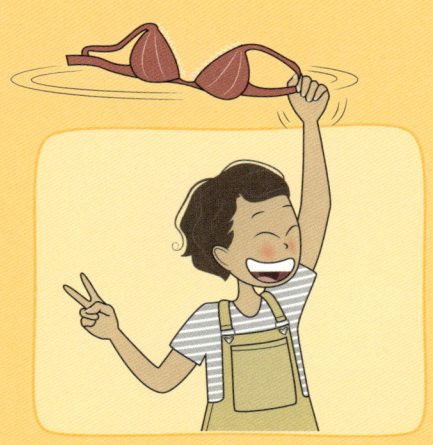

부모님들께

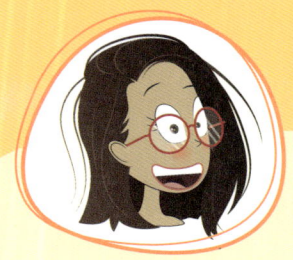

1장과 2장을 읽으셨나요?

그 이후에는 어떻게 지내시나요? 이미 큰일을 하셨으니 충분히 뿌듯해하셔도 됩니다!

궁금하면서도 두려운 청소년기

아이가 5세에서 9세 사이라면 숨을 쉴 수 있는 여유가 생길 거예요. 자녀의 어린 시절은 이제 지나갔고, 청소년기는 아직 본격적으로 시작되지는 않았어요. 하지만 자녀는 학교, 대중문화(영화, 드라마, 책…), 혹은 집에서 보고 들은 것이 있다 보니 청소년기에 매력을 느낍니다.

자녀가 청소년기를 맞이하기 직전(10세와 12세 사이)이라면 이번 3장에서 다루는 내용이 훨씬 와닿고 구체적일 겁니다. 자녀는 청소년기에 호기심을 느끼면서도 한편으로는 새로이 맞게 될 변화를 두려워하는데(변화가 두렵지 않은 사람이 있을까요?), 걱정되는 것이 무엇인지 표현하고 질문을 할 수 있는 부모님이 있다면 한결 든든할 거예요!

몸부터 마음까지 많은 것이 달라집니다

청소년기에는 몸, 생각, 행동에 변화가 생깁니다. 이렇게 변화가 생기는 큰 이유는 사춘기 그리고 널뛰는 호르몬 때문입니다!

인간의 발달 단계에는 사춘기라는 2차 성징이 있습니다. 사춘기는 유년기에서 성인기로 가는 과도기예요. 이 시기를 거치면 성관계를 맺고 아기를 만들 수 있습니다.

이번 3장에서는 아이들이 사춘기에 대해 구체적으로 질문하는 내용에 답을 줄 것입니다. 그리고 사춘기에 어떤 변화가 생기는지 아이들에게 설명할 거예요.

이렇게요.

- 생리는 단순히 매달 피를 흘리는 것이 아니에요! 생리 피에는 여러 가지 의미가 있어요. 자녀에게 생리가 무엇인지 설명하면 아기가 어떻게 만들어지는지 알려줄 수 있어요.
- 정액은 발기한 성기에서 나오는 희뿌연 액체예요. 정액을 배출하는 것을 사정이라고 불러요.

사정할 때 정자가 배출되는 것은 이유가 있습니다. 자녀에게 이런 생물학적 현상이 왜 생기는지 설명하면 사춘기 몸에 대한 이해를 더 높일 수 있어요.

왜 자녀에게 사춘기에 대해 이야기해야 할까요?

이번 장(다른 장도 마찬가지)에서 다룰 내용이 걱정되실지도 모르겠습니다. 자녀에게 사춘기를 설명하는 것이 '너무 빠른 일'은 아닐까 고민이 될 테지요. 자녀에게 이상한 생각을 심어줄까 봐 염려될 수도 있고요. 당연합니다. 몸과 관련된 이야기, 특히 몸에서 나오는 액체와 관련된 이야기는 아직 금기시되니까요!

우리 세대에서는 생리대 광고 속의 생리 피가 파랗게 표현되었잖아요!

하지만 유네스코 국제 성교육 기준(그리고 도서관에 있는 수백 권의 자녀교육서와 발달론 연구서)에 따르면, 자녀에게 미리 사춘기를 설명해줄 것을 오히려 권장하고 있습니다.

✓ 자녀와 사춘기에 대해 처음 이야기를 나누기 가장 좋은 나이는 사춘기 잠재 기간(5~12세)입니다. 물론 이번 장에 나오는 질문과 대답은 자녀가 얼마나 성숙한지에 따라 조정되어야 해요. 5세 자녀와 12세 자녀에게 하는 이야기는 달라야 하니까요.

✓ 자녀에게 몸과 몸의 기능을 일찍 말해줄수록 자녀는 사춘기에 경험하는 변화를 더 잘 이해하게 됩니다. 특히 자녀가 궁금한 것을 자유롭게 질문할 수 있으면 청소년기를 무사히 지나 몸과 마음이 건강한 어른으로 성장할 수 있지요!

자, 준비되셨나요?

> 걱정 마세요. 편안하고 유머러스한 분위기 속에서 진도를 나갈 거니까요. 😊

24 사춘기가 뭐예요?

이미 우리는 여러 단계를 거쳐왔어요.

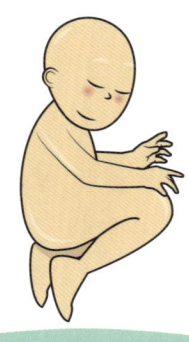
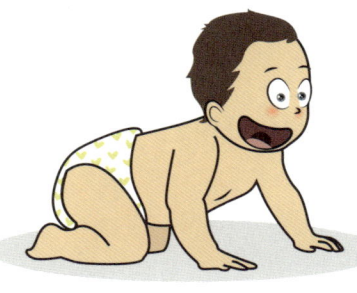
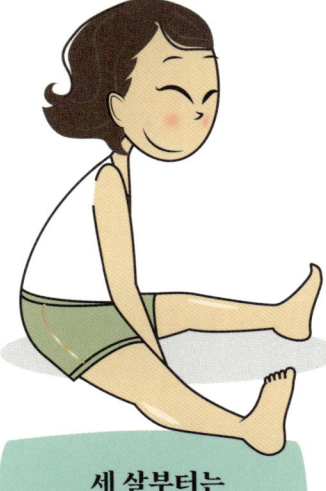

태어나기 전에는 엄마 뱃속에 있었죠. 이때 우리는 태아였어요.

태어난 이후에는 아기였어요.

세 살부터는 더 이상 아기가 아니에요. 아이죠!

그다음에는 아이에서 어른이 되는 중간 단계가 있어요. 이 단계를 '사춘기'라고 해요.

모든 동물은 사춘기를 겪어요. 사춘기부터 인간을 포함한 모든 동물은 생식을 할 수 있어요. 그러니까 생식기관이 작동해 **아기를 만들 수 있어요!**

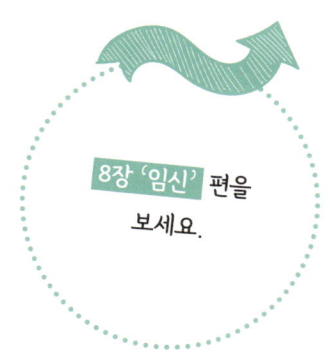

8장 '임신' 편을 보세요.

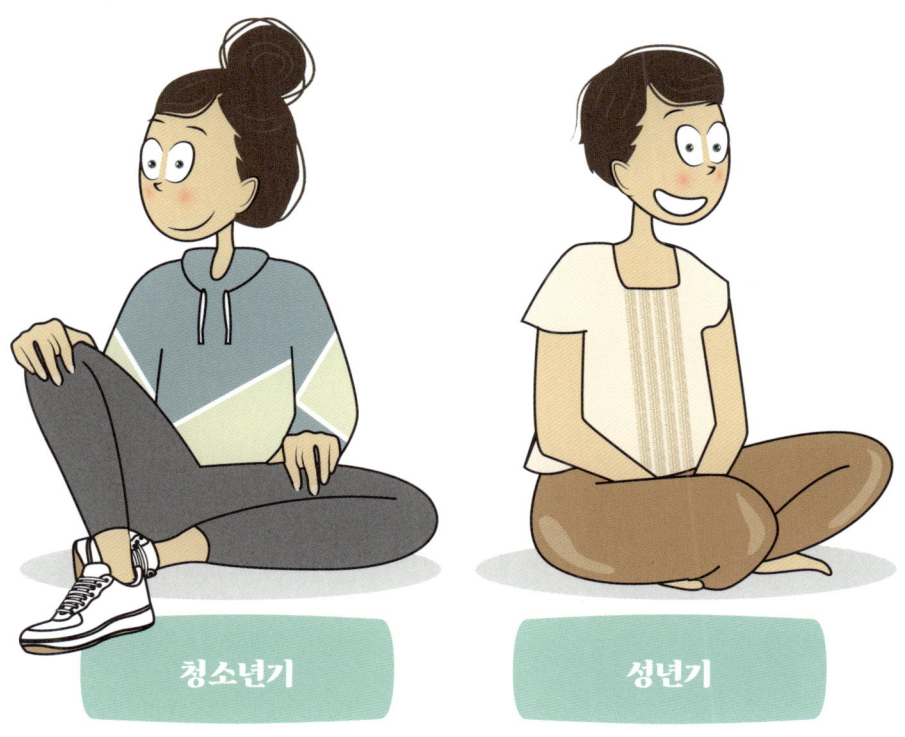

청소년기　　　　　　　성년기

인간의 세계에서는 사춘기에서 어른이 되는 나이까지의 시기를 가리켜 '청소년기'라고 해요.

25 내 사춘기는 언제 시작해요?

사람마다 처음 걷거나 말하는 나이가 다 다르답니다. 사춘기가 시작되는 나이도 사람마다 달라요.

일반적으로 사춘기는 9세와 14세 사이에 시작합니다(이보다 빠를 수도 있고 늦을 수도 있습니다). 사춘기는 약 3~5년 지속될 수 있어요.

26 사춘기에는 나의 몸에 어떤 일이 일어나나요?

사춘기가 되면 몸에서 어떤 일이 일어나는지 설명하기에 앞서, 사춘기 변화를 지휘하는 '뇌'를 알아봅시다.

청소년기가 되기 직전에 뇌는 우리 몸에 성호르몬을 만들도록 명령하는 뇌호르몬을 생성하기 시작해요.

뇌의 지시에 따라 성호르몬이 나오면 사춘기가 시작됩니다.

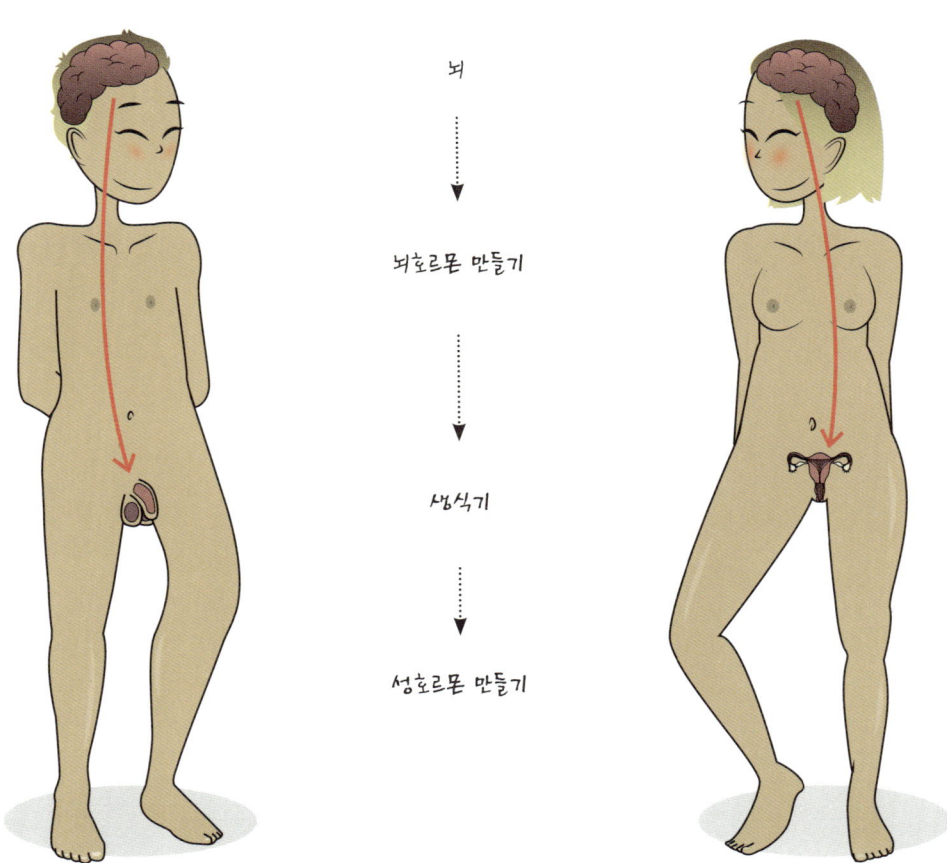

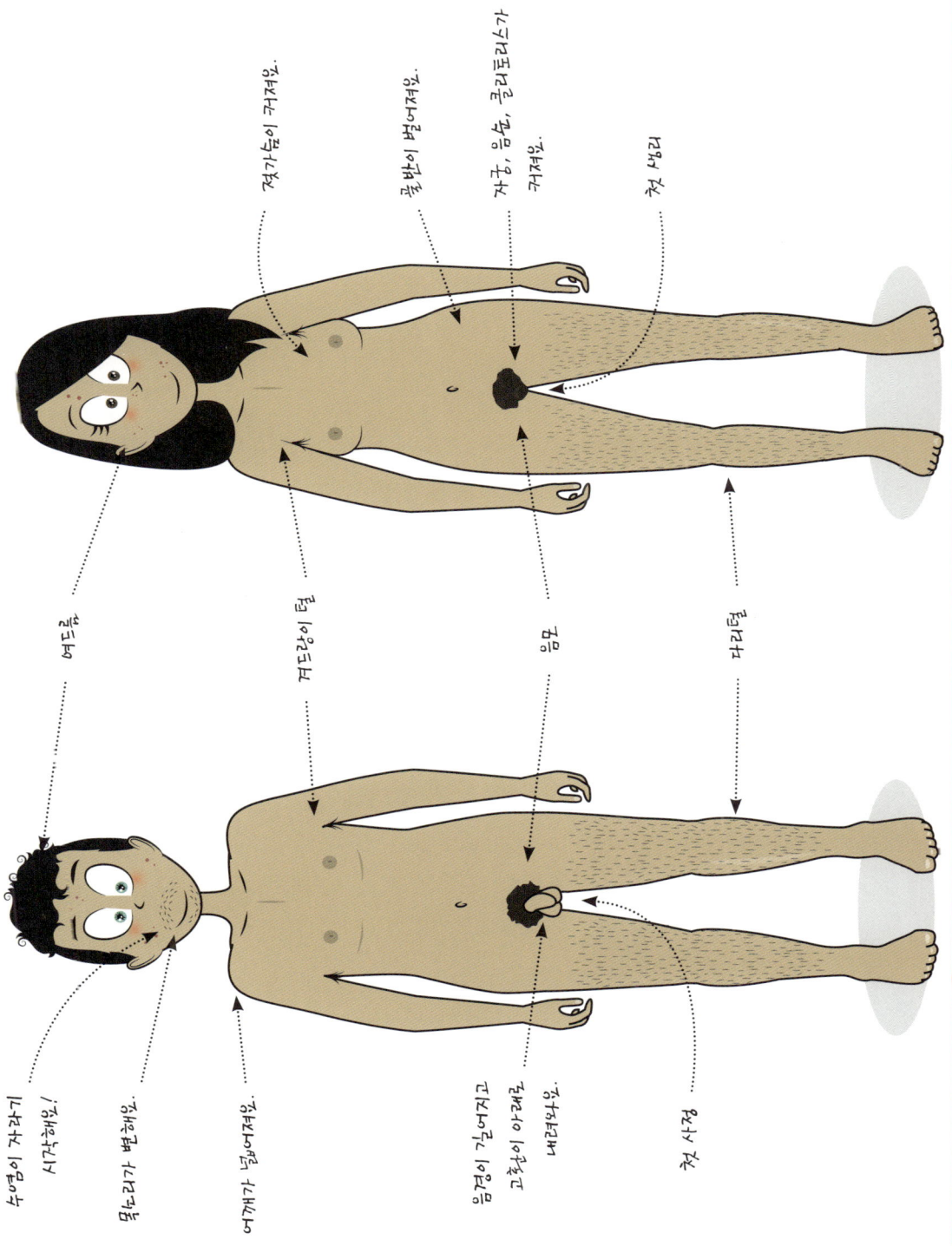

27 왜 청소년이 되면 더 이상 부모와 안 놀려고 할까요?

사춘기 때는 몸에 여러 변화가 시작됩니다. 하지만 신체 부위만 달라지는 데서 끝이 아니에요! 호르몬은 기분과 감정 조절에도 큰 역할을 해요.

그래서 청소년 자녀는 이상한 행동 을 할 때도 있어요. 호르몬 변화 를 어떻게 하기란 쉽지 않아요! 웃다가 울기도 하고요. 혼자 있고 싶어 하다가도 누군가와 같이 있고 싶어 하기도 해요. 자신감에 넘치다가도 자기를 혐오하기도 해요. 이런 일이 매일 여러 번 일어나요. 정말 도전이 따로 없네요!

청소년은 더 이상 어리기만 한 아이가 아니에요. 그렇다고 아직 어른도 아니죠. 아이도 아니고 어른도 아니다 보니 뭔가 편하지 않아요. 청소년이 된 자녀는 어릴 때 했던 놀이에 더 이상 흥미가 없지만 어른의 관심사에도 크게 흥미가 없어요.

청소년 자녀를 따뜻하게 품어주세요. 여러분도 큰 변화를 겪을 때는 주변에서 따뜻하게 품어주기를 바라잖아요. 😊

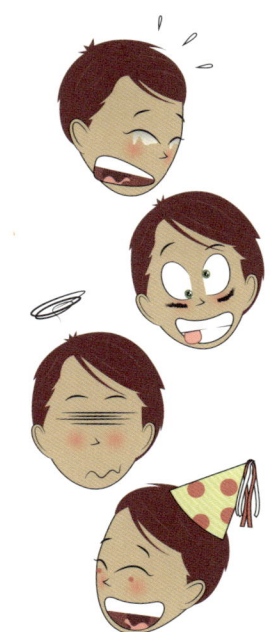

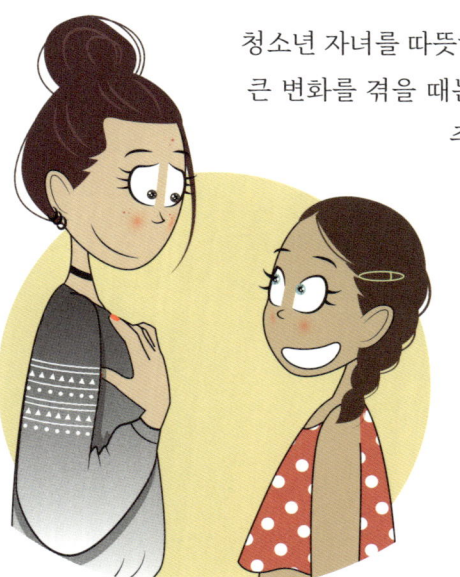

이제 이해했어.

네가 지금 혼란스러운 상황이겠구나.

28 생리가 뭐예요?

생리 는 자궁의 피가 약 3~7일 동안 질을 통해 배출되는 거예요. 매달 규칙적으로 나오는 피여서 '월경'이라고도 불러요(생리를 시작한 지 얼마 안 되면 생리 날짜가 불규칙할 수 있어요).

자궁이 있는 사람이라면 10~14세 사이에 첫 생리를 시작하게 되지요.

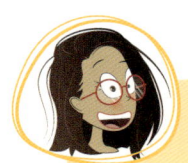

알고 있었나요?

걱정 마세요.
친구들보다 생리가 빠를 수도 있고 늦을 수도 있어요. 몸의 발달 속도는 다 다르거든요!

29 생리는 왜 해요?

생리를 알려면 자궁이 있는 사람의 일생을 여행하듯 살펴봐야 해요!

생식 세포는 태어나기 전부터, 그리고 난소에서 난자가 만들어지기 전부터 존재해요. 아기를 만들려면 난자와 정자(음경이 있는 사람의 생식 세포)가 만나야 해요.

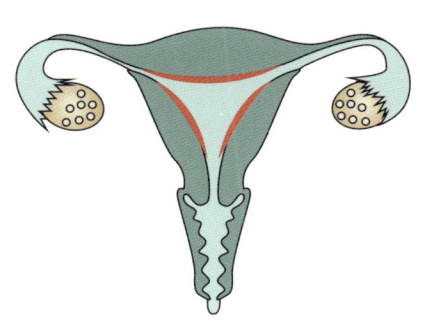

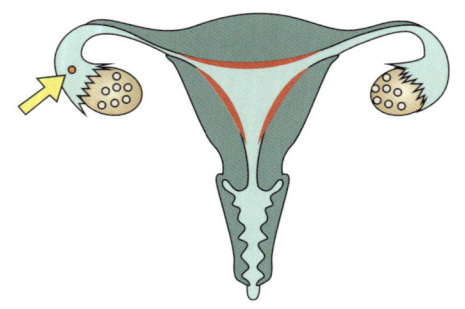

A. 매달 난소는 자궁 속에 난자를 내놓아요. 이것을 '배란'이라고 해요.

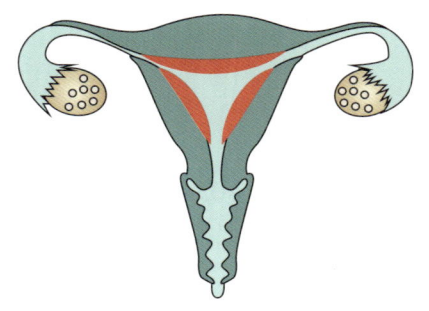

B. 배란 때마다 자궁내막이 두꺼워지면서 아기집을 만들어요. 난소에서 나온 난자가 정자와 만나는 곳이죠.

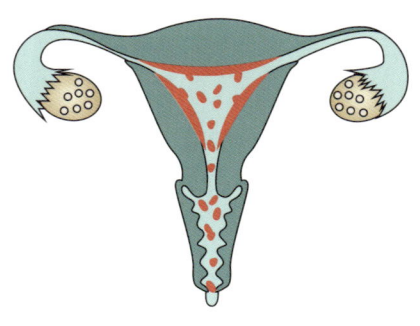

C. 두 가지 가능성이 있어요.
✓ 난자가 정자를 만나면 수정란이 만들어져요 (미래의 아기). 이 수정란은 자궁내막으로 지어진 작은 아기집에서 자라요.
✓ 난자와 정자가 만나지 못하면 아기집이 필요 없어요. 그러면 두꺼워진 자궁내막이 얇아지면서 질을 통해 피가 흘러나와요. 이것이 생리예요.

그러니까, 생리는 떨어져 나온 자궁내막 조직(대부분 혈액)이 자궁경부를 지나 질을 통해 흘러나오는 거죠.

생리를 시작한 날은 생리 1일째가 됩니다. 배란은 생리 주기 14일째에 일어날 때가 많아요.

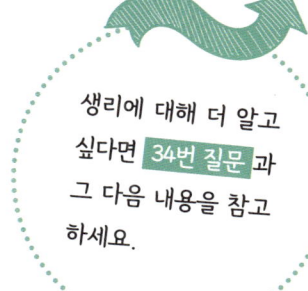

생리에 대해 더 알고 싶다면 34번 질문과 그 다음 내용을 참고하세요.

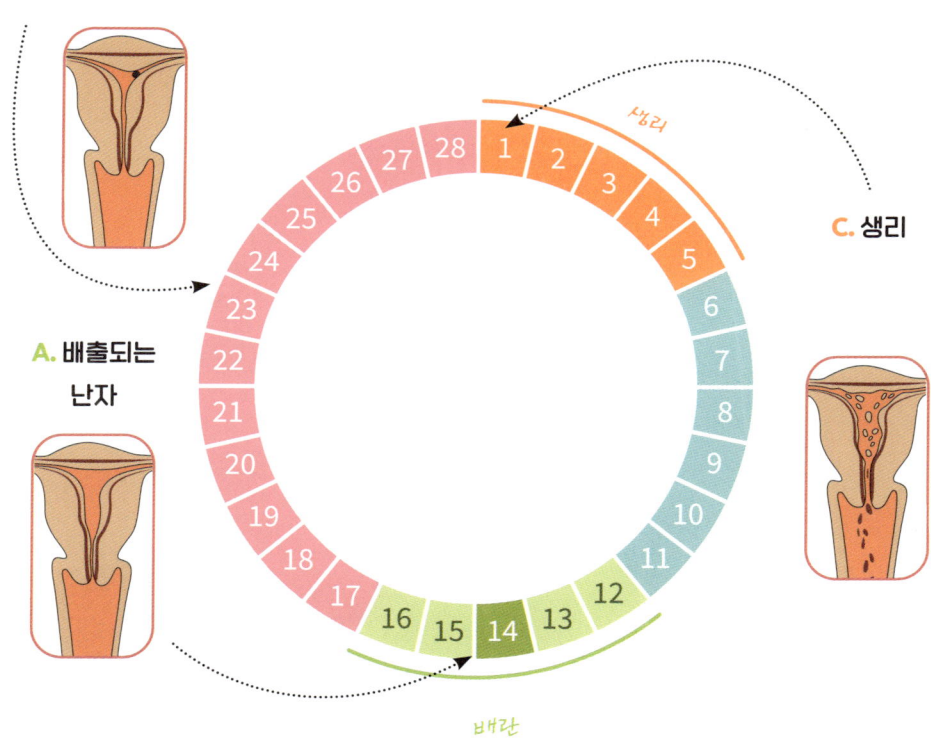

B. 두꺼워지는 자궁 조직

A. 배출되는 난자

C. 생리

배란

알고 있었나요?

생리를 시작했다는 것은 생리 주기대로 배란이 일어난다는 뜻이에요. 이때부터는 생식기에서 아기를 만들 수 있어요!

30 정액이 뭐예요?

청소년이 되면 남성호르몬인 테스토스테론이 분비되면서 음경이 있는 성기에서 정액이 만들어져요.

> 정액은 여러 생식기관에서 나오는 액체가
> 한데 섞인 것이에요!

정액은 이렇게 구성되어 있어요.

- 고환 두 쪽에서 만들어져 부고환에 저장된 정자(혼합 액체의 15퍼센트)
- 내부 생식샘인 정낭에서 나오는 정액(혼합 액체의 60퍼센트)
- 또 다른 내부 생식샘인 전립선에서 나오는 전립선 액체(혼합 액체의 20퍼센트)
- 쿠퍼샘에서 나오는 액체(혼합 액체의 5퍼센트)

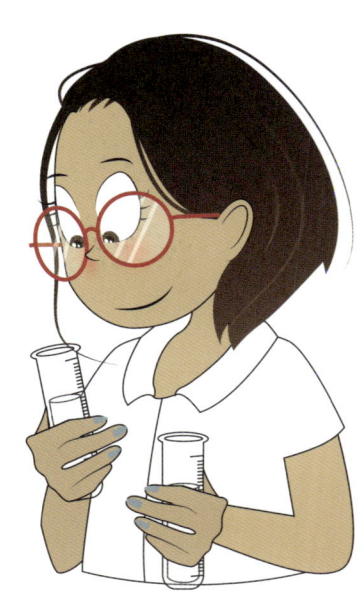

정액은 신기한 칵테일 같네!!

정액을 만드는 기관들을 그림에서 찾아보세요!

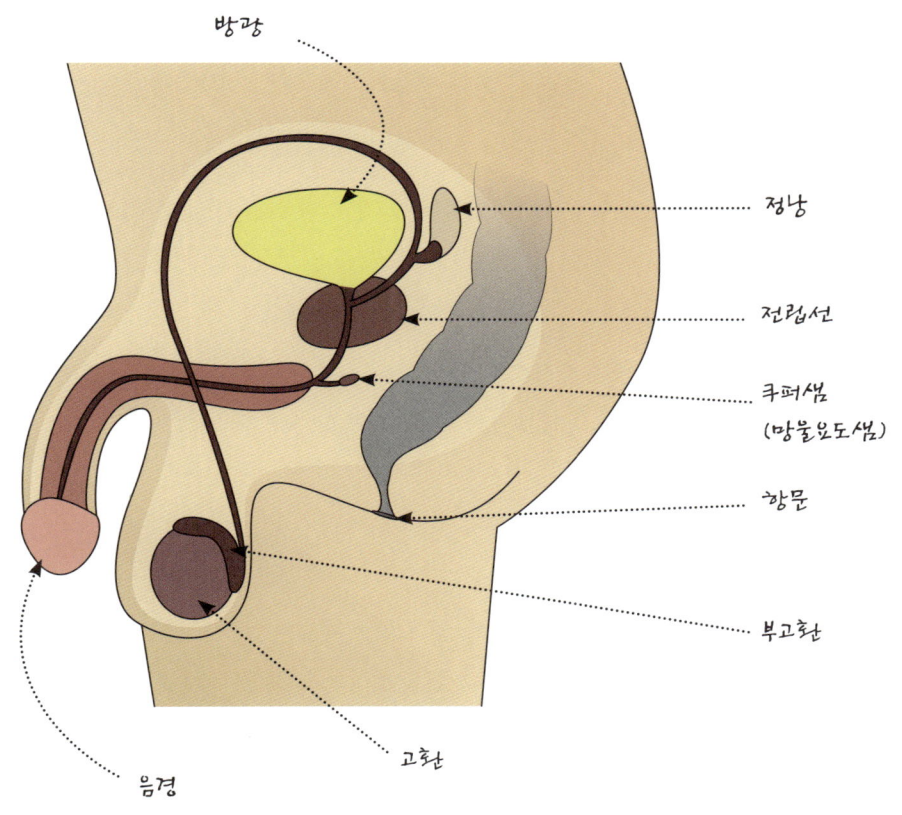

알고 있었나요?

생식 과정에 참여하는 정액 안에는 정자가 들어 있어요. 실제로 정자와 난자가 만나면 아기가 생겨요.

임신 편 에서 더 자세히 설명할게요!

31 '사정하다'가 뭐예요?

'사정하다'는 '정액을 내보낸다'는 뜻이에요. 음경이 있으면 정액을 배출할 수 있어요!

이런 현상을 '**사정**' 이라고 합니다. 사정을 하면 음경에서는 정액이 적은 양 나와요 (10밀리리터 미만, 약 커피 한 스푼 정도예요!). 정액은 끈적한 크림처럼 생겼고 흰색이에요.

정액은 체내에 저장되어 있다가 배출되는 것이 아니에요. 정액을 이루는 4가지 성분이 사정 직전에(약 3초 전) 섞이면서 만들어져요. 그래서 사정을 할 때마다 정액 성분 비율이 조금씩 달라져요!

사춘기 때 처음으로 사정을 해요.
- 조절이 되는 사정(자위행위를 할 때).
- 조절이 안 되는 사정(밤에 잘 때).

32 왜 밤에 사정을 하죠?

사춘기 때는 생식기에서 정액과 정자가 활발히 만들어져요. 우리 몸은 사정을 통해 활발히 만들어지는 정자를 배출하려고 해요. 밤에 잘 때 사정을 하는 것도 그 때문이랍니다. 그러니까, 밤에 사정을 한다고 해서 **스트레스받지 마세요!** 지극히 정상이거든요. 한 주에 여러 번, 혹은 하룻밤에 여러 번 사정을 할 수 있답니다.

꿈을 꿀 때, 깊은 잠에 빠졌을 때 혹은 꿈꾼 것이 기억나지 않을 때도 밤에 사정을 해요.

밤에 사정하는 것을 막을 길은 없어요. 하지만 자위행위를 하면 정액을 배출할 수 있으니 밤에 사정하는 일이 줄어들 수 있어요.

> **알고 있었나요?**
>
> 밤에 사정을 하면 정상적인 사춘기를 보내고 있다는 뜻이에요! 그러니 잠에서 깼을 때 침대 시트가 젖어 있다고 해서 부끄러워하거나 당혹스러워하지 않아도 됩니다. 😊

33 왜 사정을 조절할 수 없죠?

24번 질문에서 설명했지만요. 사춘기 때는 몸에서 성호르몬이 많이 나와요. 음경에서는 테스토스테론 호르몬이 나와요. 성욕과 발기에 관여하는 남성호르몬이죠.

그러므로 무의식중에 음경이 발기하는 것은 정상이에요. 조금 곤란한 때나 장소에서 발기가 일어나기도 해요.

예를 들어 특정 행동, 특정한 말 혹은 특정한 상황에서 음경이 딱딱해지기도 하죠. 발기된 음경을 다시 진정시키는 게 말처럼 쉽지는 않답니다.

갑자기 사정을 하면 어떻게 대처해야 할까요?

● 사정을 한 것 같으면 잠시 다른 곳으로 갑니다. 여러분의 프라이버시와 다른 사람의 프라이버시 보호를 위해서요.

● 심호흡을 하거나, 물을 마시거나, 동네 한 바퀴를 돌면서 음경을 진정시켜 봅니다.

● 사정을 하고 싶다면 다른 사람이 보지 않는 곳에서 자위행위를 할 수 있어요. 그러면 꽉 차오른 정액을 배출할 수 있습니다. 갑자기 사정하고 싶을 때 오랫동안 참으면 아프니까 잠시 다른 곳에 가 배출하는 것이 좋아요. 다시 한 번 말하지만 **사정은 자연스러운 현상이에요.** 사춘기 발달이 잘 이루어지고 있는 것이니까요. 이렇게 갑자기 하는 사정은 청소년기를 지나면 훗날 그 시절만의 추억으로 남을 겁니다!

생리할 때 아픈가요?

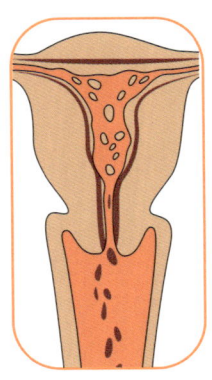

27번 질문에서 설명했듯이, 생리는 두꺼워진 자궁내막 조직이 다시 얇아지면서 질을 통해 혈액으로 배출되는 거예요. 난자와 정자가 만나지 않으면요.

생리를 할 때 자궁은 약간 수축합니다. 그래야 자궁내막 조직의 찌꺼기가 좁은 자궁경부를 지나 질을 통해 빠져나가거든요.

자궁이 수축되는 게 느껴지기도 하고 이때 많이 아플 수도 있어요. 생리통은 사람마다, 생리 주기마다 달라요.

생리통이 있으면 꼭 의사 선생님이나 학교 보건교사에게 말하세요. 생리통을 가라앉게 하는 치료법이 있으니까요.

어쨌든, 매달 피를 흘리는 생리는 힘든 일입니다. 피에는 특히 철분이 많아요. 그래서 생리하는 동안에는 어지럽거나 피곤할 수 있어요.

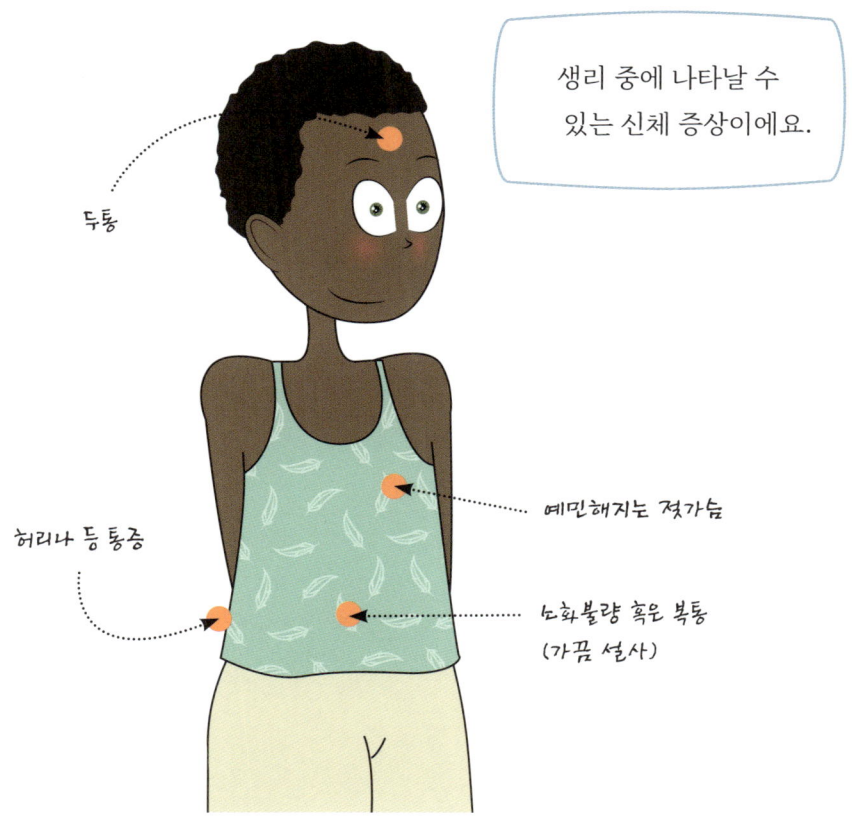

생리 중에 나타날 수 있는 신체 증상이에요.

- 두통
- 허리나 등 통증
- 예민해지는 젖가슴
- 소화불량 혹은 복통 (가끔 설사)

일상에 지장을 줄 정도로 증상이 심하면 주변 사람들에게 알리세요. 생리는 창피한 일이 아닙니다. **그 반대죠!**
생리 중에는 호르몬 변화와 신체 변화를 겪는데 평소와 같을 수는 없겠죠.
힘내세요!

35. 학교에 가지 못할 정도로 배가 아픈 것이 정상인가요?

진통제를 먹었는데도 생리통이 너무 심해서 학교에 가지 못하거나 정상적인 생활이 힘들다면 자궁내막증 이나 선근증 일 수 있어요.

자궁을 가진 사람 중 적어도 10퍼센트가 자궁내막증을 앓고 있어요. 자궁내막 조직이 자궁이 아닌 난소나 주변 장기에서 자라나는 것이죠. 자궁내막 세포가 엉뚱한 곳으로 퍼지면서 생기는 증상이에요.

● 자궁 근육 안에서 자라는 자궁내막 조직 : 자궁선근증이라고 해요.
● 자궁 주변 장기에서 자라는 자궁내막 조직 : (장, 직장, 방광, 골반 부위) 자궁내막증이라고 해요.

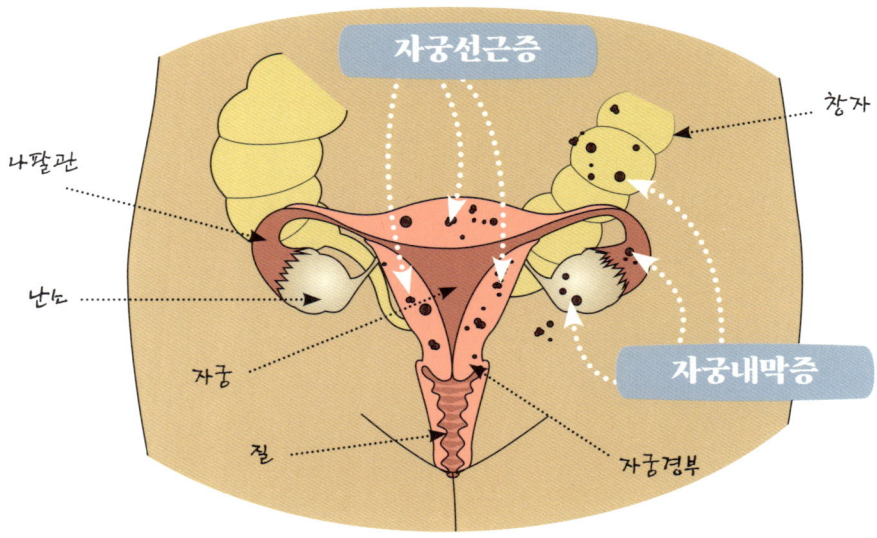

자궁내막 세포가 왜 자궁 바깥에 침투해서 그 수가 계속 늘어나는지는 아직 밝혀지지 않았어요. 하지만 자궁내막증의 증상은 알려져 있지요.

→ 수업에 들어가거나 활동을 하지 못할 정도로 생리통이 심해요.
→ 생리 양이 많을 때가 종종 있어요.
→ 화장실에서 소변을 볼 때 아파요(생리가 아닌데도요).
→ 많이 피곤해요.

자궁내막증이 의심된다면 꼭 병원에 가서 적절한 치료를 받으세요.

36 왜 생리 이야기가 금기시되죠?

종교와 전통을 이유로 생리하는 여자는 오랫동안 격리되거나 사회생활을 할 수 없을 때가 있었고, 부정을 탄 사람 혹은 병자로 취급받기도 했어요.

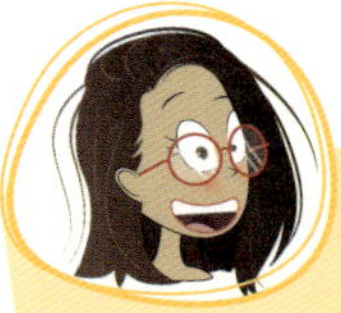

알고 있었나요?

이런 차별은 많은 나라에서 계속되고 있어요. 예를 들면, 네팔에서는요. 생리하는 여자는 생리가 끝날 때까지 마을 밖 오두막집에서 살아야 해요.

프랑스에서 생리 이야기를 마음대로 하게 된 것은 최근의 일이에요. 여러분의 부모님 세대에서는 생리하는 많은 여자들이 첫 생리 때에야 비로소 생리가 무엇인지 알았어요!

광고에서 생리 피가 생리대 위에서 붉은색 액체로 표현된 것은 2018년부터예요(그 전에는 생리 피가 파란색으로 표현되었어요). 무릎이 까져서 상처가 나면 빨간 피가 나오고 반창고를 붙이는 것이 이상하지 않잖아요!

무릎 상처에서 나는 피와 생리 피는 다른 걸까요? 그럴 리 없죠. 같은 피랍니다.
생리 피는 단지 성기에서 나온단 이유로 금기어가 되었어요! 여자라면 누구나 겪는 생리를 말하지 못하게 하다니, 납득이 안 되죠.

37 그러니까 생리한다는 것을 숨길 필요는 없는 거죠?

물론이죠. **오히려 자랑스러워해도 됩니다!** 생리를 하더라도 당당하게 일상생활을 누리세요. 학교도 가고 체육수업도 참여하고 콘서트나 공연도 하고 산책도 하고 주말에 숙제나 발표 준비도 하고… 생리 때도 평소처럼 하면 됩니다(생리에 따른 호르몬과 신체 변화, 통증, 생리 주기 계산, 뒤처리 등을 잘 관리하면서요).

최근까지도 생리하는 여자는 이 모든 것을 해내면서도, 생리하는 것을 창피하게 생각해 입을 다물어야 했어요. 이중 고통이죠.

이제는 그렇지 않아요! 입을 다물다니 말도 안 되죠. 매달 생리를 하고 몸을 관리하는 것은 대단한 일입니다. 생리를 관리하면서 시험 점수 85점을 받는 일은 100점을 받는 것과 같아요. 그러니 뿌듯해해도 됩니다. 😊

생리통이 너무 심해서 침대에서 나오기 힘들다면 창피해하지 말고 이렇게 말하세요. "생리 중이라 몸이 좀 힘드네. 힘낼게."

38 생리하는 친구를 어떻게 도울 수 있을까요?

진지한 질문을 해줘서 고마워요! 우선, 생리 현상에 대해 놀리거나 비아냥대지 말아야 해요. 특히 생리하는 친구에게 절대 이런 말은 하면 안 됩니다. "뭐야? 너 오늘 혹시 그날이야?"

생리를 하는 것은 웃긴 일이 아니에요. 놀림을 받는다면 정말 상처받겠죠!
생리 당사자를 생식기로만 취급하는 것이라 사람을 무시하는 행위가 됩니다.

두 번째로는 생리하는 친구는 도움이 필요한 상황에 처할 수도 있으니 먼저 배려해주세요.

- 바지에 생리 자국이 묻었으면 살짝 알려주세요. 그리고 자국을 가릴 수 있게 스웨터를 빌려주면 어떨까요?
- 필요하면 생리하는 사람을 보건실까지 데려다주세요.
- 가방을 들어주거나(생리통이 있으면 등 쪽까지 아플 수 있어요) 물 한 잔을 가져다주세요.
- 생리대를 들고 다니다가 필요한 사람이 있으면 빌려주세요.

자, **생리하는 친구를 돕는 일이 그리 어렵지는 않죠.** 힘내세요!

39 생리가 시작되면 어떻게 하죠?

지구에 사는 사람 중 절반은 살다가 어느 순간부터 생리를 했거나 이제 막 하기 시작했거나 곧 생리를 시작할 거예요. 이것은 자연스러운 현상이고 건강하다는 신호죠. 생리를 하거나 생리 이야기를 하는 것은 전혀 부끄러운 일이 아니에요.

처음 생리를 시작할 때든 그 이후든 생리를 하면 생리대를 사용하면 됩니다. 생리대를 가방 속에 넣고 다니다가 필요한 친구들에게 빌려줄 수도 있어요.

생리대가 없더라도 당황하지 마세요! 누구나 종종 겪는 일이에요. 친구에게 이야기하거나 학교 보건실에 가면 생리대를 빌릴 수 있어요.

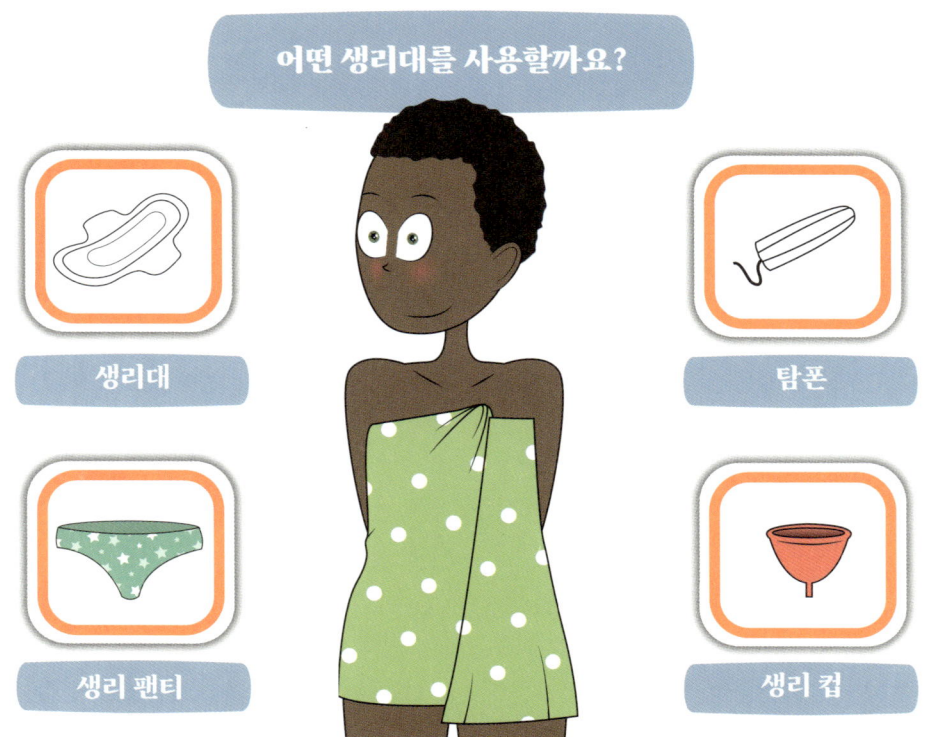

나의 몸, 나의 선택!

생리대

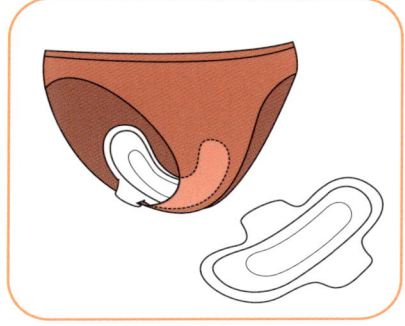

생리대 는 흡수력 좋은 소재로 만든 기다란 모양의 패드예요. 팬티 안에 생리대를 차면 생리 피를 받아낼 수 있어요.

1회용 생리대가 있고(마트에서 팔아요) 빨아서 사용할 수 있는 생리대도 있어요. 유기농 생리대도 있고 일반 생리대도 있어요.

- **장점** 빨아 쓸 수 있는 생리대는 원하는 만큼 다시 사용할 수 있어요. 환경에도 좋죠. 가격은 좀 나가지만 다시 쓸 수 있으니 비싸다고만 볼 수 없어요!
- **단점** 생리대를 차면 수영을 할 수 없어요. 바다나 수영장에 가려면 생리대 대신 생리 수영복을 입거나 생리 컵 혹은 탐폰을 사용하세요.

빨아 쓸 수 있는 생리대는 사용 후 매번 빨 수 있어요. 1회용 생리대든 빨아 쓰는 생리대든 생리대는 매일 여러 번 갈아주는 것이 좋아요.

탐폰

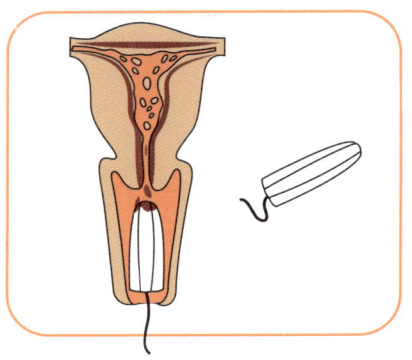

탐폰 은 면으로 만들어진 작은 튜브인데요. 로켓 모양입니다. 탐폰은 질 속에 넣어요. 탐폰에 피가 가득 배면 짧은 끈을 당겨 탐폰을 빼냅니다.

- **장점** 생리 중이라도 수영을 하거나 물놀이를 할 수 있어요.
- **단점** 질에 탐폰을 집어넣는 것이 쉽지만은 않아요. 필요하면 도구를 사용해 탐폰을 질 안에 넣을 수 있어요. 처음 얼마간은 훈련이 필요합니다.

생리 팬티

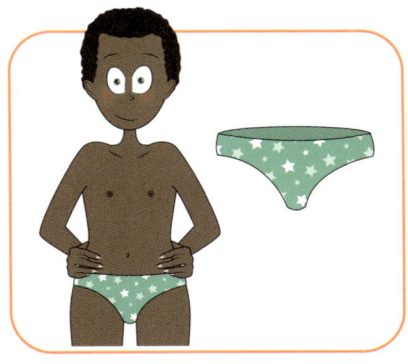

생리 팬티 는 흡수력이 아주 좋은 팬티예요.

생리 팬티를 입으면 생리대를 착용하거나 질 안에 무언가를 넣을 필요가 없어요. 팬티니까 그냥 입으면 됩니다. 밑부분이 도톰해서 생리 피가 흡수되어 새어 나오지 않아요!

- **장점** 그냥 입으면 돼요! 가장 편하게 이용할 수 있는 생리대일지도 모릅니다. 수영하는 날을 위해 만들어진 생리 수영복도 있어요.
- **단점** 가격이 비싸요. 하지만 살면서 생리하는 날은 2,000일이 넘지요. 따지고 보면 그렇게 비싼 것은 아니랍니다! 물론 생리 팬티는 매번 빨아야 해요. 사용하고 나서 찬물에 담근 후 세탁기에 넣으면 되니 그리 번거롭지만은 않답니다.

생리 컵

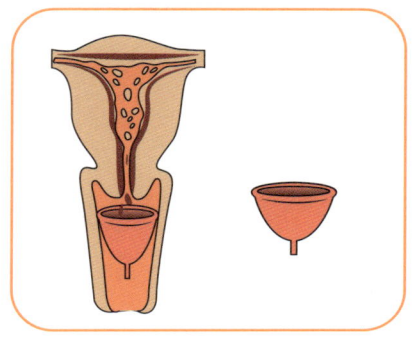

깔때기 모양의 작은 컵으로 의료용 실리콘으로 만들어졌어요. 생리 컵은 자궁경부 근처 질 속에 깊이 넣습니다. 이 컵이 생리 피를 받아내죠. 규칙적으로(피의 양에 따라) 화장실에 갈 때 생리 컵을 빼서 변기에 컵 속의 피를 쏟아냅니다. 비운 생리 컵은 깨끗한 물로 씻은 후 다시 차면 됩니다. 2분이면 충분하죠!

● **장점** 잘 관리하면 몇 년간 사용할 수 있어요! 생리하는 동안 생리 컵 하나면 되니까 가장 돈이 적게 드는 방법이에요.

● **단점** 질 속에 무엇인가를 넣는 것이 간단하지는 않죠! 생리 컵을 질 속에 제대로 넣을 때까지 조금 헤맬 때가 많습니다. 한 번에 성공하지 못했다고 당황하지 마세요. 더구나 공중화장실이라면 물을 제대로 사용하지 못할 수도 있어요.

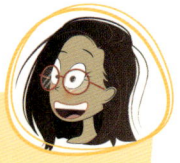

몇 가지 중요한 조언이 있어요!

- 생리대를 갈기 전과 후에는 손을 깨끗이 씻으세요.

- 탐폰과 생리 컵은 매일 몇 번이고 갈아주어야 병균을 예방할 수 있어요.

- 밤에는 생리 피가 더 많이 나와요. 이때는 가장 편하고 오랫동안 착용할 수 있는 종류의 생리대를 사용하는 것이 좋아요.

40 생리 중에는 피가 얼마나 빠져나가나요?

생리 중 흘리는 피는 사람마다, 생리 주기마다 다릅니다. 비유하자면 100밀리리터 작은 잼 병에 들어가는 양의 피가 2~7일에 걸쳐 흘러나와요.
그런데 생리 양이 유난히 많은 사람들이 있어요. 이때는 '월경과다'가 아닌지 의심해 보아야 합니다.

월경과다인지는 어떻게 아냐고요? 생리 양이 150밀리리터 이상이어서 생리대, 탐폰, 생리 컵 혹은 생리 팬티를 2~3시간마다 갈거나 비워야 한다면 월경과다예요!

알고 있었나요?

생리 때 피를 흘리는 것은 다른 때 피를 흘리는 것과는 달라요(생리 때처럼 매일 일정량의 피를 흘릴 일은 없죠). 생리를 시작하고 처음 며칠 동안은 흘리는 피의 양이 많다가 생리가 끝날 즈음이 되면 그 양이 점점 줄어들어요. 피 색깔도 달라요. 붉은 빨간색 피부터 갈색 피까지 다양하죠. 즉, 생리는 모험이에요!

> **41** 생리를 언제 할지 어떻게 아나요?

생리가 시작되면 그날을 일정표에 적어두세요. 생리 첫날이 되는 거죠. 생리를 몇 번 하다 보면 다음 생리를 어느 주에 할지 대략 알 수 있어요. 생리를 언제 할지 알면 가방에 미리 생리대를 넣고 다닐 수 있습니다.

생리 주기가 불규칙할 수도 있어요. 특히 생리를 처음 한 경우라면 불규칙할 때가 많으니 걱정하지 마세요!

그리고 생리 주기를 몸이 알려주는 경우도 있습니다.

실제로 생리 주기는 롤러코스터 같아요. 우리 몸이 놀이기구라면 그 기구를 움직이는 엔진은 호르몬이죠.

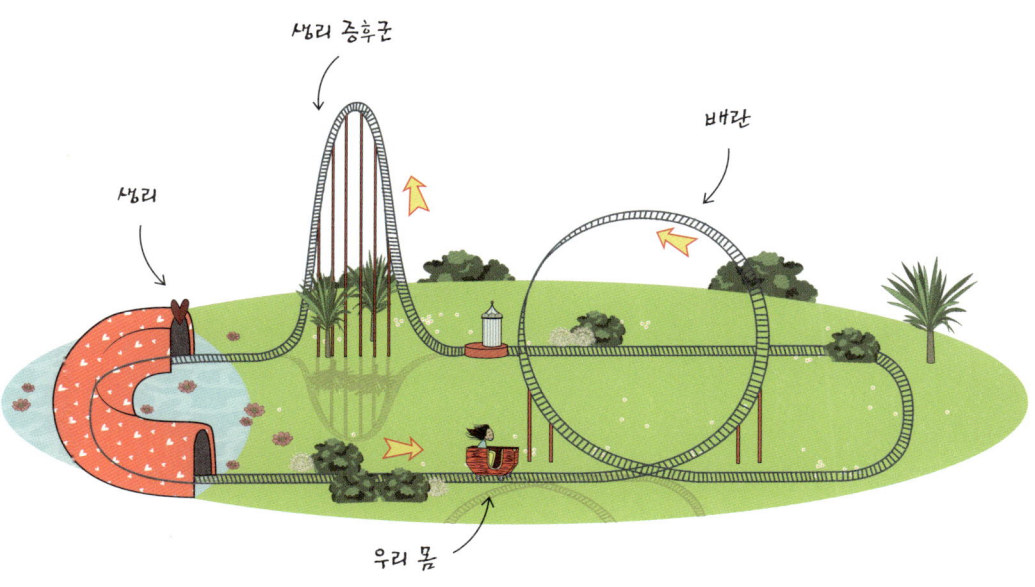

생리가 끝나갈 때, 생리하기 며칠 전에, 우리 몸이 탄 놀이기구는 급격히 내려갑니다. 성호르몬이 확 떨어지는 거죠. 성호르몬은 몸과 기분, 행동, 감정에 영향을 미쳐요. 성호르몬 수치가 떨어지면 몸이 영향을 받으면서 신호를 보내요. 이를 **'생리 증후군'** 이라고 불러요!

생리 증후군의 예

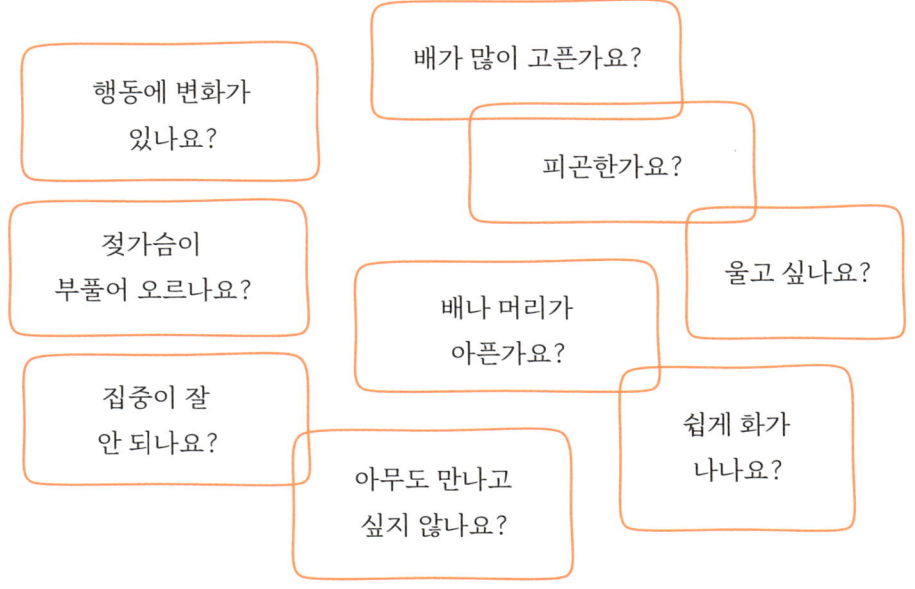

겁내지 마세요. 생리할 때가 된 거예요!

두려워 마세요. 이런 상태는 며칠 내로 사라져요! 생리 증후군을 잘 견딜 수 있는 좋은 방법이요? 사실 그런 마법 같은 방법은 없답니다. 마음 편히 좋아하는 것을 하세요. 예를 들어 따뜻한 물에 몸을 담근다든지, 좋아하는 드라마를 본다든지, 이불 속에 들어가 좋아하는 책을 읽거나 차 끓는 소리를 듣는다든지, 좋아하는 요리를 만든다든지, 마음을 진정시키는 활동은 한다든지요.

바람을 쐬어도 좋아요. 두뇌에 산소를 공급하면 좋은 생각이 떠오르거든요. :)

42 생리를 하지 않는데 왜 팬티에 뭐가 묻죠?

생리하기 며칠 전에는 하얀색 냉 이 흘러나와 팬티에 묻어요.

알아두기 첫 생리를 하면, 이후 생리 주기에 따라 이런 현상이 생겨요!

하얀색 냉은 자궁경부에서 나오는데 '자궁경관 점액' 이라고 부릅니다. 점액의 색깔은 흰색일 수도 있고 옅은 노란색일 수도 있어요. 점액은 끈적거리고 냄새가 없습니다.

자궁경관 점액은 더러운 게 아니에요. 오히려 건강하려면 이런 점액이 꼭 필요하죠.

● 자궁을 보호해요 : 자궁경관 점액이 없으면 해로운 박테리아가 자궁까지 쉽게 갈 수 있어요. 그래서 점액의 냄새와 상태가 달라지면 꼭 부모님이나 의사 선생님에게 말하세요.

● 임신이 잘 되도록 도와요 : 배란이 되면 점액이 많아지고 액체 형태가 되는데, 그러면 정자가 난자에게 가기 쉬워요!

하얀색 냉을 '더러운 것' 취급하지 마세요! 오히려 생식기의 건강을 챙겨주는 든든한 아군이거든요!

알고 있었나요?

비누 같은 것으로 질 안을 닦으려고 하지 마세요. 질 청소는 자궁경관 점액이 담당하고 있으니까요!

43 브래지어가 필요한가요?

사춘기가 시작되면 젖가슴이 나오면서 처음으로 브래지어를 삽니다. 그런데 브래지어가 꼭 필요한가요?

몸을 많이 움직이거나 스포츠를 즐길 때는 잘 맞는 브래지어나 브라탑을 입는 것이 좋겠죠. 젖가슴의 근육섬유를 보호해주거든요. 이외에는 자신의 젖가슴이니까 자기가 하고 싶은 대로 하면 됩니다.

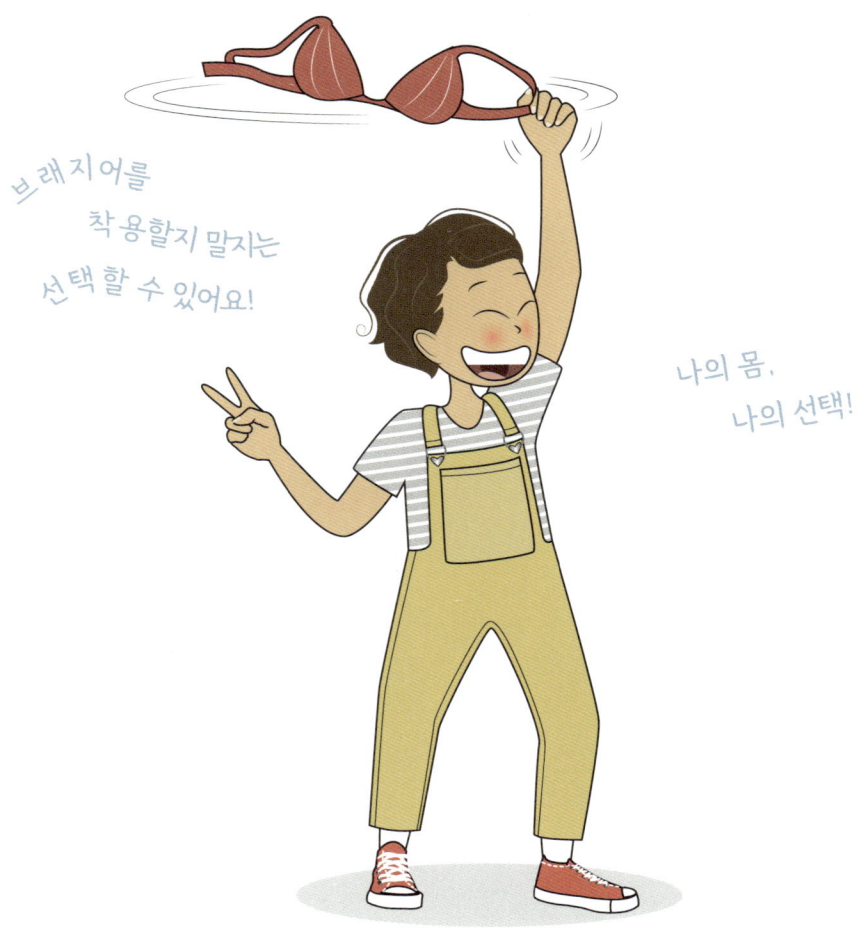

브래지어를 착용할지 말지는 선택할 수 있어요!

나의 몸, 나의 선택!

44 털이 나면 밀어야 하나요?

털이 어떤 역할을 하는지 알고 있나요?

털은 여러 가지 일을 하고 있답니다.
- 체온을 약 37도로 유지하게 해줘요.
- 이물질로부터 몸을 보호해줘요.
- 피부에 필요한 수분 정도를 유지해줘요.
- 촉감을 높여줘요.

그런데 왜 털을 밀고 싶어 하는 거죠? 그래야 할 필요가 있나요? 몸에 난 털이 현재의 '미의 기준'에 맞지 않아서요? 어떤 결정을 하든 이것을 기억하세요.
나의 몸, 나의 선택!

알고 있었나요?

우리 몸에 난 털을 가지고 뭐라고 할 권리는 그 누구에게도 없어요! 누가 몸의 털을 가지고 뭐라고 한다면 우리를 존중하지 않는 것이니 사과를 받아야 합니다.

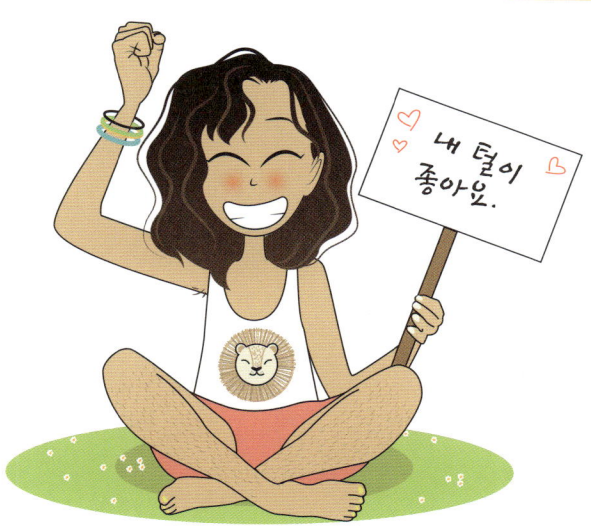

45 젖가슴이 아픈데 괜찮나요?

사춘기가 시작되었음을 알리는 몸의 신호들이 있어요. 2차 성징이라고 부릅니다. 그런데 모든 2차 성징(털, 여드름, 생리, 젖가슴…)이 동시에 시작되지는 않아요! 2차 성징 특징도 사람마다 다르고요.

자궁이 있다면 젖가슴이 부풀어 오르면서 사춘기가 시작될 때가 많아요. 젖가슴이 자라는 것은 여성호르몬인 **에스트로겐** 덕분이에요. 에스트로겐은 매우 강한 성호르몬입니다. 에스트로겐이 나오면 젖가슴이 부풀어 오르면서 매우 민감해져요. 젖가슴이 민감해지면 아플 수 있어요. 그러니 이상한 일이 아닙니다.

음경이 있는 사람도 가슴이 민감해질 수 있어요. 에스트로겐이 분비되니까요. 에스트로겐은 자궁이 있는 사람에게만 나오는 호르몬이 아니랍니다. 😊

46 왜 목소리 조절이 안 되죠?

사춘기가 되면 호르몬의 영향으로 목소리가 달라져요. 실제로 후두(목 안에 있는 기관)가 자라고 성대(후두 중간에 있는 두 개의 인대로 공기가 지나가면 떨리면서 소리를 내요)가 길어지고 두꺼워집니다.

성대가 변하는 시기를 **'변성기'** 라고 해요. 변성기는 성별에 관계없이 누구에게나 일어나요. 하지만 음경이 있는 사람에게 변성기가 더 뚜렷하게 나타납니다. 테스토스테론이 분비되면서 후두에 큰 영향을 주기 때문입니다.

변성기에는 목소리가 갈라지는 것처럼 들려요. 목소리를 내 마음대로 조절할 수가 없는 상태죠. **불안해하지 마세요!** 변성기는 몇 주, 길어야 몇 달 내로 끝나요. 변성기가 지나면 갈라졌던 목소리는 아득한 추억이 될 거예요.

목소리 때문에 일상에 지장이 있다면 부모님이나 믿을 만한 어른에게 말해서 언어치료사의 도움을 받는 것이 좋아요.

47 진짜 콧수염이 나면 면도할 수 있나요?

테스토스테론이 분비되면 얼굴에 털이 납니다. 가끔은 지저분하게 나죠! 입술 위에 나는 솜털, 얼굴 옆쪽에 나는 구레나룻, 턱에 나는 털, 뺨에 나는 털, 목에 나는 털이 그렇죠.

몸에 난 털을 어떻게 할지 결정하는 것은 오직 자신의 몫이에요.
나의 몸, 나의 선택!

면도를 하고 싶은지, 아니면 개성 있게 수염을 기르고 싶은지 잘 모르겠다면 주변에 물어보고 직접 경험해본 뒤 결정해도 됩니다.

→ 면도를 할 줄 아는 사람에게 면도를 어떻게 하는지 알려달라고 하세요.
→ 세수를 할 때 얼굴을 물로 충분히 헹구어주세요.
→ 면도를 하기 전에 얼굴에 젤이나 거품을 바르세요.
→ 전기면도기나 수동 면도기로 면도 연습을 해보세요. 여러분에게 가장 편한 것으로 하면 됩니다.
→ 면도 후에는 얼굴을 물로 깨끗이 닦으세요. 그리고 수분 크림을 발라주세요.
→ 면도하다가 칼에 베도 놀라지 마세요. 누구나 겪는 일이에요. 조그맣게 반창고를 붙이면 됩니다.
→ 처음에는 저녁에 면도를 하는 것이 좋아요. 혹시 상처가 나면 밤새 아물 수도 있으니까요.

주의할 점 얼굴에 여드름이 났다면 피부과 의사에게 먼저 상담을 받으세요. 그러면 의사 선생님이 피부를 다치지 않게 하면서 면도하는 법을 알려주실 거예요.

48 계속 배가 고픈데, 괜찮나요?

사춘기는 한창 자랄 때예요. 짧은 시간 동안 몸속의 뼈와 근육이 늘어나죠. 이렇게 자라는 과정에서 몸이 쑤실 때도 있어요(특히 등과 관절). 그리고 먹어도 먹어도 배가 고프죠! 뼈, 근육, 체지방을 만들려면(그래요, 두뇌는 주로 지방으로 이루어져 있어요) 에너지가 필요해요.
그것도 많은 에너지가요. 그래서 어떤 때는 피곤하기도 하고 3일 동안 굶은 것처럼 배가 고프기도 해요. 모두 '정상적인' 현상이에요!

호르몬이 널뛰는 사춘기 시절에는 균형을 찾는 연습 이 필요합니다. 물론 쉽지는 않지만요. 그래도 건강한 수면 습관을 기르는 것(일찍 자고 저녁에는 모니터나 스마트폰을 보지 않는 것이 좋아요), 제시간에 식사를 하는 것(아침, 점심, 간식, 저녁), 규칙적으로 운동하는 것(걷기가 되겠네요), 건강한 음식을 먹는 것(당분 줄이기)이 몸속 에너지를 높이는 방법이에요!

4장
자존감

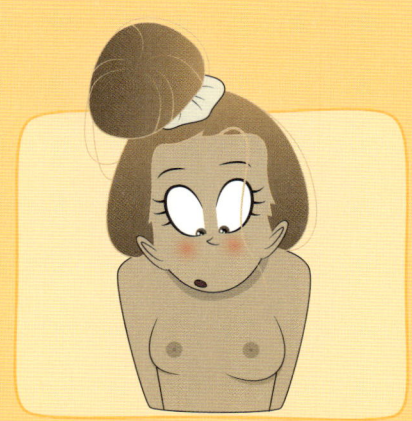

부모님들께

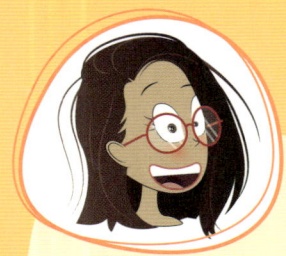

아직 이 책을 읽고 계시죠? 😊

우리는 살면서 다른 사람들에게 좋은 모습을 보여주는 데 많은 시간을 씁니다. 그래서 옷을 고르고, SNS에 올릴 사진을 찍고, 다이어트를 하기 위해 에너지를 쏟지요. 콤플렉스에는 나이가 따로 없어요. 우리는 콤플렉스를 극복하기도 전에 부모가 되기도 합니다. 사람들로부터 어떤 평가를 받을지 지나치게 신경 쓰고, 거부당할까 봐, 사랑받지 못할까 봐 두려워하면 콤플렉스가 생깁니다. 자신의 단점에만 집중하면 자존감과 자신감을 단단히 쌓아갈 수가 없어요.

자신을 믿고 아낄 줄 아는 아이가 되도록 도와주세요

자녀는 커가면서 학교, 가족, 대중매체(TV, 미디어, 문학…)처럼 주변 환경으로부터 영향을 받게 됩니다. 외모와 몸에 부쩍 관심이 늘고 주변의 인정을 받고 싶어 하지요.

이 시기에는 자녀가 자신을 사랑하고 믿을 수 있도록 돕는 것이 중요해요. 아름다움은 젠더와 마찬가지로, 타고난 것이라기보다는 사회적 산물입니다. 문화, 시대, 유행에 따라 미의 기준이 다릅니다. 모든 사람은 이 세상에 자신의 자리가 있어요. 우리를 있는 그대로 받아들이는 사람들을 곁에 두는 것이 중요합니다.

외모가 어떻든 내면의 아름다움이 가장 중요하다고 자녀에게 말해주고 자녀를 안심시켜 주세요. 여러분도 비슷할 것입니다.

괴롭힘 같은 민감한 문제도 함께 이야기 나누세요

자녀와 이런 문제를 이야기하기에는 너무 이르다는 생각이 들지도 모르겠습니다. 여러분과 자녀가 준비가 되었을 때 다시 이 4장을 읽으셔도 됩니다!

프랑스에서는 어린이 8명 중 1명이 초등학생 때 괴롭힘을 당한다는 조사 결과가 있습니다. 이 중 5퍼센트가 아주 심하게 괴롭힘을 당한다고 해요.* 아이가 괴롭힘을 당해도 정작 부모는 잘 모를 때가 있습니다. 수치심과 괴로움이 매우 커서 부모에게조차 숨길 때가 많거든요.

이번 장에서는 자녀가 괴롭힘 문제에 어떤 입장인지(가해자인지 피해자인지), 괴롭힘을 목격했는지 자유롭게 말할 수 있게 해줍니다.

올바른 SNS 사용법을 일러주세요

사이버 괴롭힘도 괴롭힘입니다. 프랑스에서는 어린이와 청소년 20퍼센트**가 사이버 괴롭힘을 당합니다. 우리 때는 집에만 돌아오면 안전했어요. 하지만 요즘 아이와 청소년들은 휴대폰과 SNS를 사용하기 때문에 계속 위험에 노출됩니다.

11~12세의 어린이 중 58퍼센트***가 적어도 SNS 계정을 하나 가지고 있습니다. 사실, 프랑스에서는 13세 미만의 아이들은 SNS 계정을 가질 수 없게 되어 있지만 말이죠.

다양한 독립 연구(SNS 관련)들은 한 가지 결론을 내놓았습니다. SNS 사용이 청소년의 정신 건강에 매우 안 좋다는 것이죠. 숫자 하나만 인용해도 알 수 있습니다. SNS를 정기적으로 사용하는 10~15세 소녀의 40퍼센트****가 스트레스, 우울증, 수면 장애를 앓고 있고 몸에 대해 왜곡된 이미지를 갖는다고 합니다.

4장에서 다루는 문제를 통해 자녀에게 왜 SNS 사용에 규칙을 둬야 하는지 설명할 수 있게 될 거예요. 그것이 자녀를 보호하는 방법이니까요!

어떤 몸이라도 사랑받을 자격이 있습니다

우리 시대는 몸의 다양성을 잘 알지 못했습니다. 우리가 어렸을 때 모델들은 하나같이 백인에 날씬하고 건강해 보였습니다. 하지만 오래전부터 많은 사람들이 비대칭적 가슴 혹은 함몰된 가슴, 작은 성기 혹은 구부러진 성기, 돌출된 턱 때문에 스스로를 '정상'이 아니라고 생각해왔습니다.

자녀에게 몸의 생김새는(외음부, 음경, 젖가슴이 나온 사진을 보여주며) 아주 다양하다고 알려주세요. 자녀는 자신감을 갖게 될 겁니다.

자신의 몸이 어떤 모양이든 '나는 나 자신'이라고 스스로를 인정할 수 있게 되니까요!

---

* 유니세프프랑스 국제학교폭력관측소 조사, 2011년 3월
** e-enfance.org (저축은행 Caisse d'Épargne과 공동조사, 2021년 10월).
*** asso-generationnumerique.fr (2022년 2월 조사).
****켈리(2018), 소셜 미디어 사용과 청소년 정신 건강: 영국 밀레니엄 코호트 연구 결과(Media Use and Adolescent Mental Health: Findings From the UK Millennium Cohort Study).

49 '멋지다, 아름답다'는 무슨 뜻인가요?

아름다움은 여러 가지로 정의할 수 있습니다. 《**라루스 사전**》 주니어 편에서는 '멋지다/아름답다'라는 단어의 뜻을 이렇게 설명합니다.

1. 보기에 좋은, 듣기에 좋은
2. 감탄을 불러일으키는
3. 성공한
4. 중요한

문제는 아름다움을 유독 외모하고만 연결 지어 생각한다는 것이죠!

사람마다 체형과 외모, 성격이 다양하고 매력도 제각각입니다. 재능, 열정, 꿈을 통해 자신의 길을 만들어가는 사람에게는 모두 아름다움이 있습니다.

자신이 원하는 길을 일궈가고 다른 사람의 말을 경청하는 것, 주변에(학교, 친구, 가족) 이롭고 선한 일을 하려는 것은 모두 내면의 아름다움 덕분입니다. 우리들을 진정으로 아름다운 사람으로 만들어주는 것이죠.

50. 자신감을 가지려면 어떻게 해야 해요?

알고 있었나요?

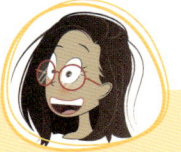

와! 좋은 질문을 해줘서 고마워요! 자신감을 갖기란 쉽지 않죠. 어른들에게도 때로는 힘든 일입니다. 자신감을 가지려면 시간을 갖고 노력해야 해요. 좋은 레시피로 정성껏 요리하는 것처럼요. 😊

자신감이라는 요리를 완성하려면 다음의 재료가 필요합니다.

1 거울

2 좋아하는 노래

3 넘치는 에너지

먼저 거울 앞에 서보세요. 그리고 여러분의 신체 부위 중 다섯 군데를 꼽아 칭찬을 해보세요. 예를 들면, 여러분의 눈을 보며 눈동자가 유난히 빛난다고 말할 수 있겠죠. 혹은 다리를 보며 빨리 달릴 수 있다고 말할 수도 있을 겁니다.

그다음에 자신의 장점 3가지를 찾아보세요(용기, 친절, 예의, 스포츠 재능, 음악 저능, 혹은 게임 재능, 예술 재능, 두뇌 회전, 좋은 기억력, 강한 힘, 빠르기…).

그리고 자신이 가진 장점 하나하나를 칭찬해주세요.

이제 흥겹게 몸을 움직일 거예요. 준비됐나요?

거울 앞에서 몸을 흔들면서 좋아하는 노래를 흥얼거려보세요. 무엇보다 신이 나는 게 중요합니다. 😄

기분이 좋아졌다면 마치 아무도 보는 사람이 없는 것처럼 춤을 춰보세요. 어떤 춤이라도 좋습니다. 고개를 들고 턱과 팔을 움직여보세요. 승리한 것처럼요. 그리고 여러분의 선택을 자랑스러워하세요.

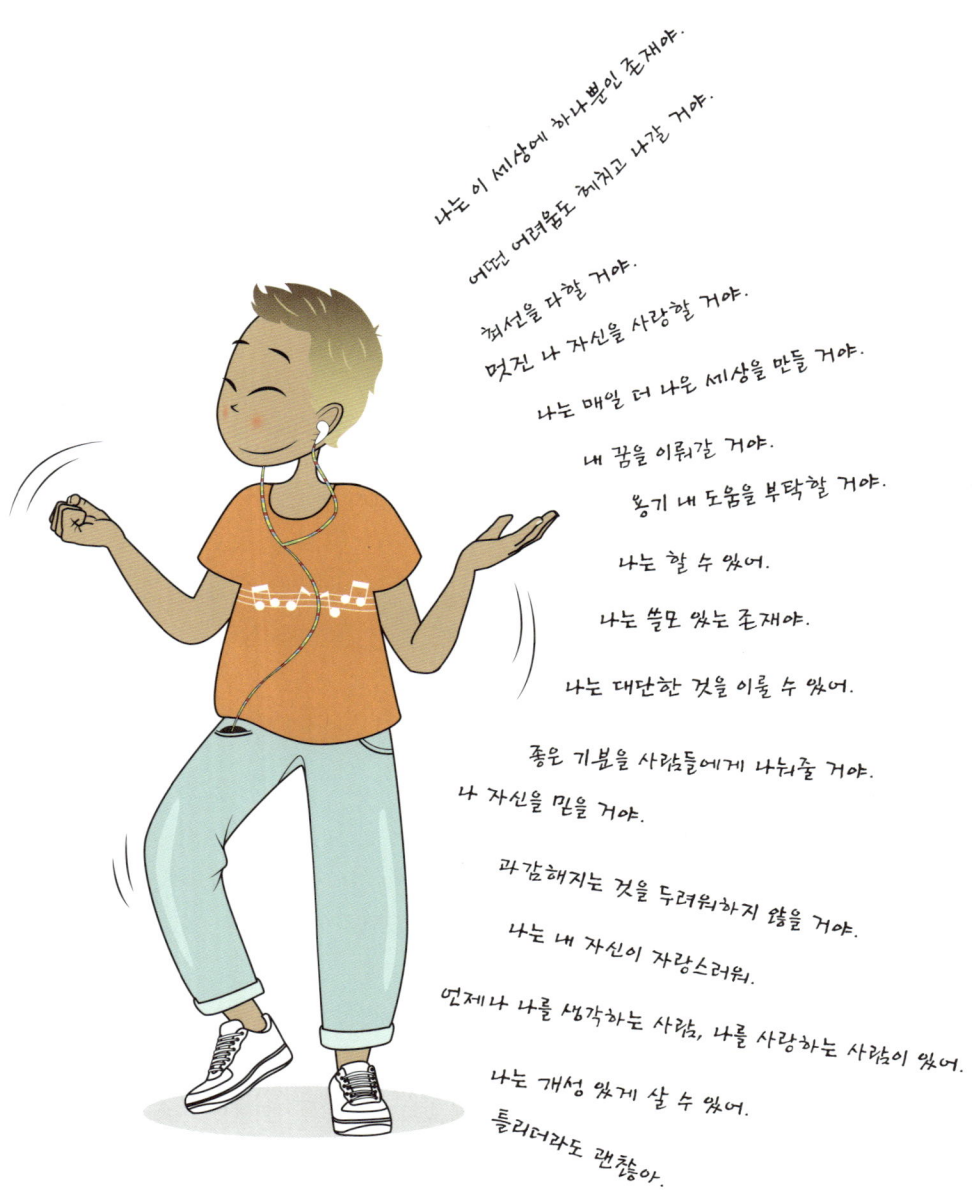

나는 이 세상에 하나뿐인 존재야.
어떤 어려움도 헤치고 나갈 거야.
최선을 다할 거야.
멋진 나 자신을 사랑할 거야.
나는 매일 더 나은 세상을 만들 거야.
내 꿈을 이뤄갈 거야.
용기 내 도움을 부탁할 거야.
나는 할 수 있어.
나는 쓸모 있는 존재야.
나는 대단한 것을 이룰 수 있어.
좋은 기분을 사람들에게 나눠줄 거야.
나 자신을 믿을 거야.
과감해지는 것을 두려워하지 않을 거야.
나는 내 자신이 자랑스러워.
언제나 나를 생각하는 사람, 나를 사랑하는 사람이 있어.
나는 개성 있게 살 수 있어.
틀려더라도 괜찮아.

자, 자신감이 서서히 차오르나요?

그렇지 않더라도 걱정하지 마세요. 자신감을 기르려면 시간이 걸리니까요. 매일 연습하면 됩니다!

기억하세요. 우선, 자신감은 자신의 생각에서 비롯된다는 것을요. 다른 사람의 시선은 거울 같은 역할을 할 뿐이에요. 자신이 스스로를 어떻게 바라보는지, 어떤 부분에서 자신감을 느끼는지가 무엇보다 중요해요.

여러분이 자기 자신을 믿고 자신이 가진 내면의 아름다움을 믿는다면 다른 사람들도 따라올 거예요!

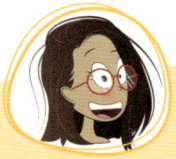

알고 있었나요?

내면의 아름다움을 보지 않으려는 사람들이 있어요. 불쌍한 사람들이죠. 이런 사람들에게 굳이 관심받으려고 하지 마세요. 인생은 짧아요. 그러니 모든 사람의 마음에 들려고 애쓸 필요 없답니다! 자기 자신으로 살아가세요. 그것이 정말로 가장 중요합니다!

51 매니큐어, 화장, 분홍색은 여자만의 것인가요?

태어날 때부터 이미 좋아하는 색이 있었을까요? 여자는 태어날 때부터 분홍색을, 남자는 태어날 때부터 파란색을 좋아하는 걸까요? ☺

그렇지 않아요. 여성스러운 색이냐 남성스러운 색이냐를 나누는 것은 **사회의 한 관습**일 뿐입니다.

마찬가지로 아기 또한 주얼리, 매니큐어, 치마, 혹은 화장을 하고 싶은지 아닌지 같은 취향을 이미 가진 채로 태어나지 않는답니다. 자라면서 이런 취향들이 특정 성별이 하는 거구나 하고 배우는 거죠(예를 들어, 이것은 여자가 하는 거야).

알고 있었나요?

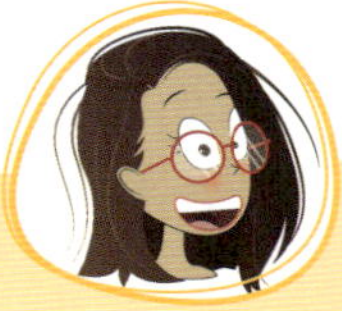

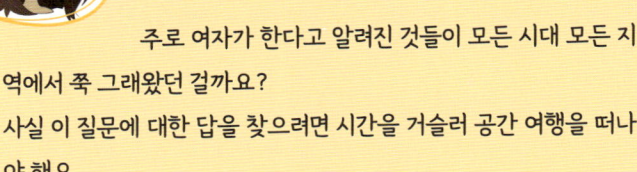

주로 여자가 한다고 알려진 것들이 모든 시대 모든 지역에서 쭉 그래왔던 걸까요?

사실 이 질문에 대한 답을 찾으려면 시간을 거슬러 공간 여행을 떠나야 해요.

이집트의 파라오 시대 혹은 프랑스의 루이 14세 시대에는 남자들이 화장을 하고 가발을 쓰고 튜닉 치마와 비슷한 옷을 입고 주얼리를 했어요.

지금도 여러 나라에서는 남자들이 치마를 입습니다. 스코틀랜드, 인도, 아프리카, 중동이 그렇죠. 마찬가지로 여러 문화권에서는 남녀가 모두 화장을 해요.

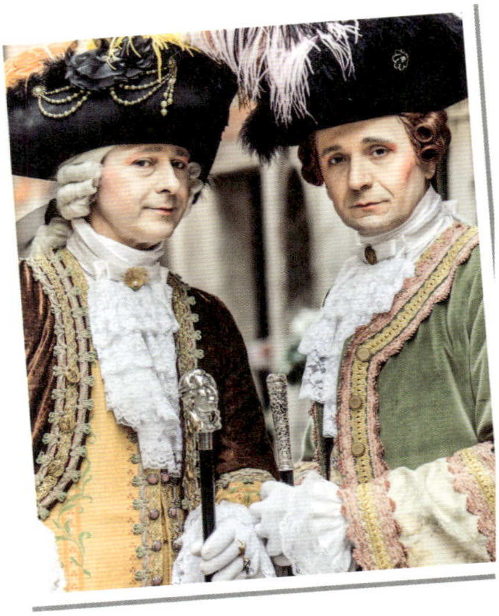

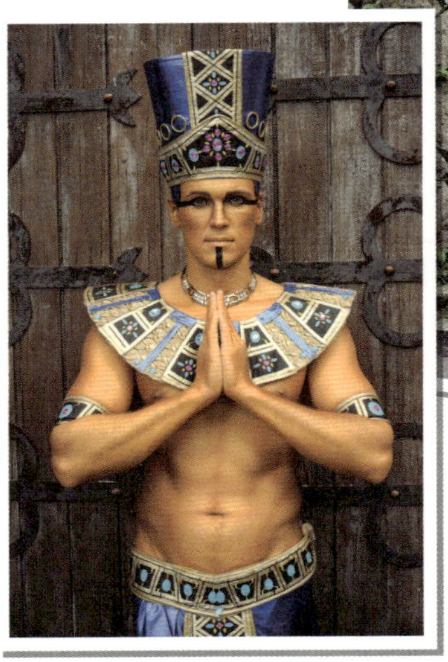

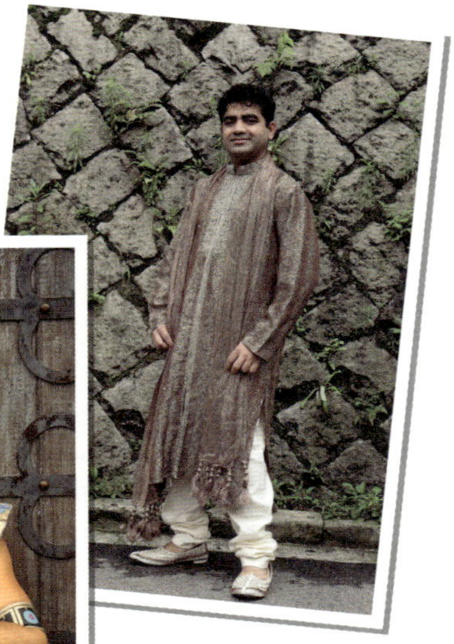

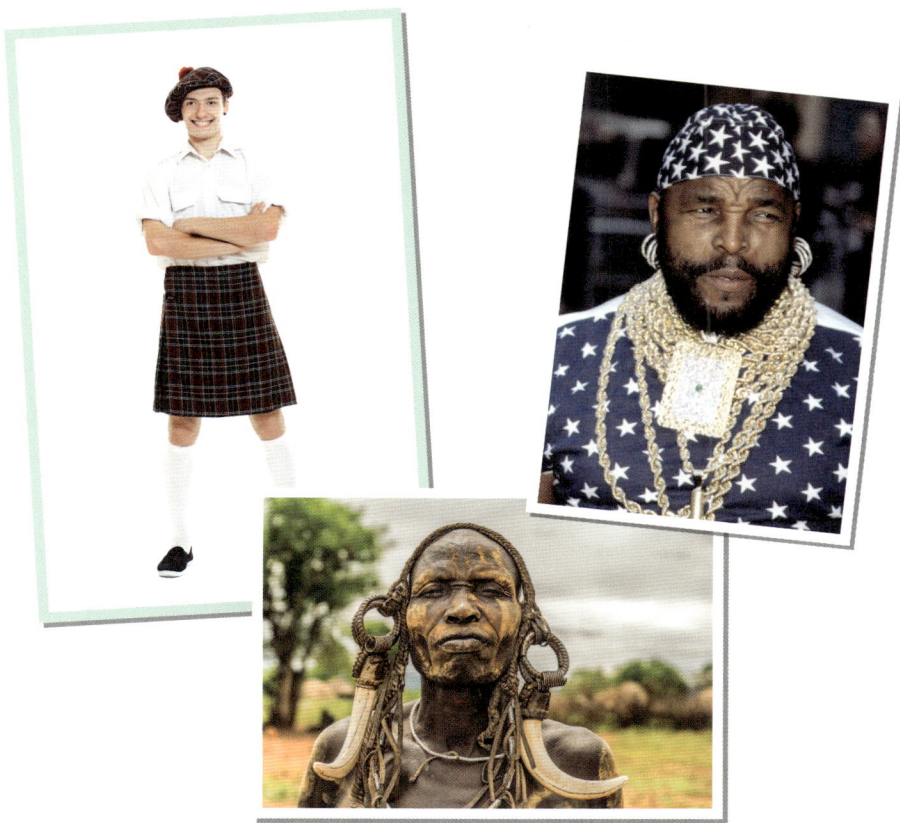

액세서리를 하거나 치마를 입는 것은 여자의 전유물이 아니에요. 어떤 것을 특정 성별만 해야 한다는 규칙 같은 것은 없습니다.

그러니까 성별에 관계없이 내가 입고 싶은 옷이 있다면 입으면 됩니다. 화장을 할지 말지, 어떤 머리를 할지, 귀걸이를 할지 말지는 스스로 선택하는 거예요. 그 누구도 다른 사람의 취향에 관해 뭐라고 할 권리는 없습니다.

나의 몸, 나의 선택!

좋아하는 액세서리나 옷이 있다면 착용하세요. 단, 여러분과 다른 사람들 모두가 안전해야 한다는 조건에서요(예를 들어, 학교에서는 목걸이를 하지 못하게 할 때가 많아요. 아이들이 부주의로 목을 졸릴 수 있어서입니다).

52. 같은 반 여자아이들이 저보고 남자답지 않대요. 뭐라고 대답할까요?

아하! '여자처럼 보이고 싶었는데 성공했다'고 대답하세요! ☺

좀 더 진지하게 얘기해보고 싶다면 같은 반 여자아이들에게 물어보세요. 그들이 생각하는 '남자다움'은 무엇이냐고 말이죠.

나무를 타고 축구를 하고 게임 하는 것을 좋아해야 남자다운 걸까요? 남자아이들과 밀치며 장난치고 농구하는 것을 좋아해야 하나요? 어떤 부분에서 여러분이 '남자'다워지는 걸까요?

여러분이 남자인지, 여자인지, 그 외 어떤 성별인지는 옷이나 액세서리로 정해지지 않아요. 마찬가지로, 어떤 행동을 하고 어떤 여가생활을 하고 어떤 스포츠와 놀이를 좋아하는지, 어떤 사람을 주로 만나고 어떤 예술가를 존경하는지 여부로 정해지지도 않습니다. 그 어떤 것으로도 한 사람의 성별을 정할 수는 없어요.

남자다움과 여자다움은 주관적인 느낌입니다.

만일 여러분이 스스로 '여자'라고 느끼면서 '여자는 이래야 하고 남자는 이래야 한다'는 고정관념에서 벗어나고 싶다면, 그거야말로 용감한 행동입니다. 그 과정에서 자유로운 사람이 되니까요.

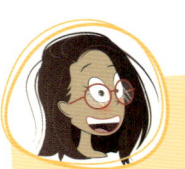

알고 있었나요?

어쩌면 같은 반 친구들도 '여자'다운 것은 이런 것이라는 고정관념에서 자유로워지고 싶은지도 모릅니다.

53 왜 남자는 울면 안 되나요?

울기 때문에 남자도 인간 아닐까요? 😊

그렇네요, 눈물은 인간의 감정 표현 수단이죠. 감정에 못 이길 때 울음이 나와요. 우리 몸이 어떤 감정에 휩싸일 때 나오는 지극히 자연스러운 반응이죠. 우는 이유는 다양해요. 슬퍼서, 괴로워서, 그리고 즐거워서, 웃겨서! 눈물을 흘리면 마음속의 감정을 밖으로 꺼내 표현할 수 있어요. 마치 말을 하는 것처럼요.

사실, 운다는 것은 말을 하는 것과 비슷해요. 남자도 할 말이 있죠!

그런데 '남자는 울면 안 된다'고 생각하는 사람은 생각이 다를지도 몰라요. 강한 모습을 보이려면, 특히 여자보다 강한 모습을 보이려면 남자는 눈물을 참아야 한다고 믿는 거죠!

여러분은 누가 가장 강한 것 같아요? 용기 있게 감정을 표현하는 사람? 아니면 감정을 억누르는 사람?

울지 않는 것이 용감한 행동은 아니에요. 그러니까 남자도 울 수 있어요. 남자가 울 수 있다는 것은 대단한 용기죠. 때로는 이렇게 감정에 솔직해야 좋아요.

54 형에게 여드름이 났어요.
언젠가는 여드름이 없어지나요?

아뇨. 평생 여드름 자국이
남을지도 몰라요!!!

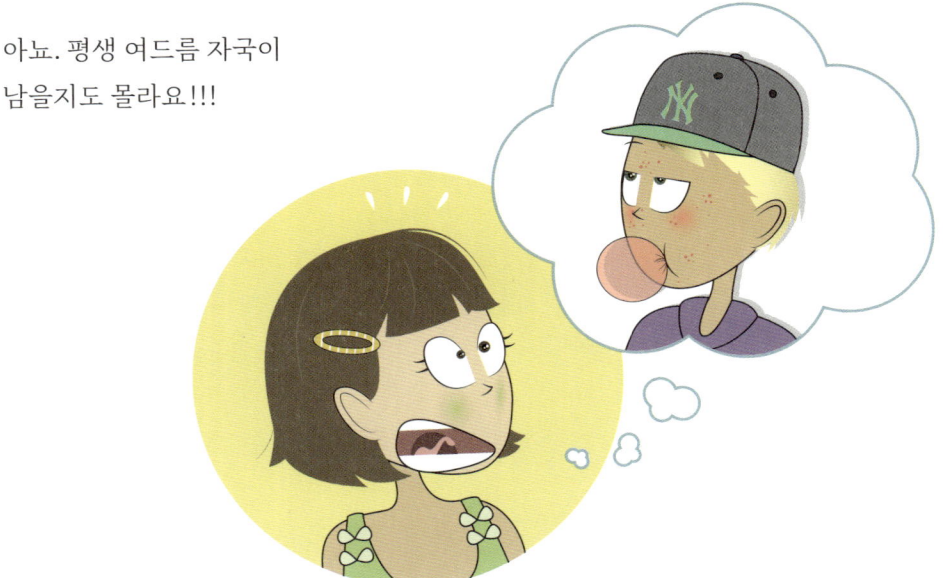

농담입니다!!!
사춘기 청소년의 얼굴에는 여드름이 날 때가 많아요. 이 시기에 성호르몬이 많이 분비되어서 그렇습니다. 하지만 너무 걱정할 필요 없어요. 한번 여드름이 생겼다고 해서 계속 그 상태에 머무르는 게 아니니까요. 모든 일이 그렇죠!
여드름이 아프거나 가렵거나 일상생활에 지장을 준다면 부모님에게 이야기해 병원 상담을 받아보세요. 의사 선생님이 적절한 처방을 해주실 거예요. 그러니까 참을성이 필요해요. 여드름은 시간이 지나면 없어질 때가 많으니까요.
건강한 생활습관(잘 자기, 골고루 먹기, 실내에서나 밖에서나 몸 움직이기, 스트레스 피하기)을 들여야 몸이 균형을 잡고 피부도 더 좋아질 거예요!

55 멋지고 아름다워지려면
날씬해야 하나요?

흥미로운 질문, 고마워요. 답을 찾으려면 시공간 여행을 떠나야 해요. 😊
17세기 유럽에서 생각하는 이상적인 아름다움은 무엇이었을까요?
10세기 아시아에서는요? 20세기 미국에서는요?

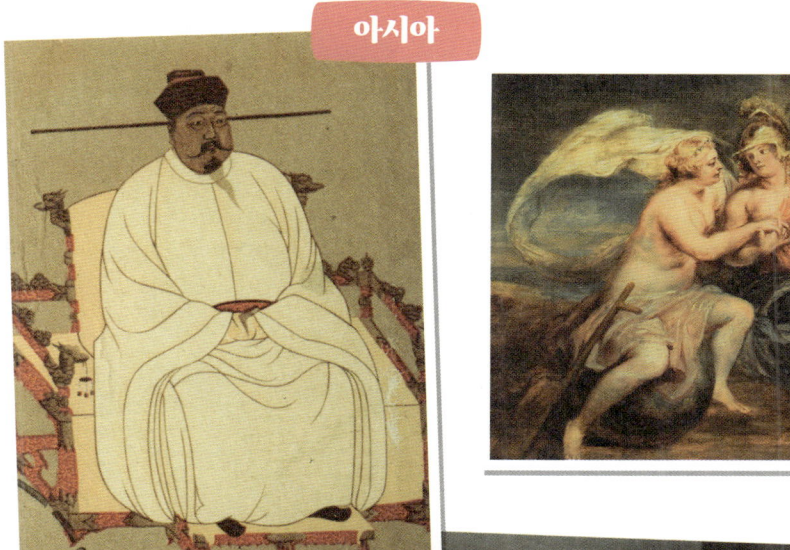

아름다움은 뭘까요?

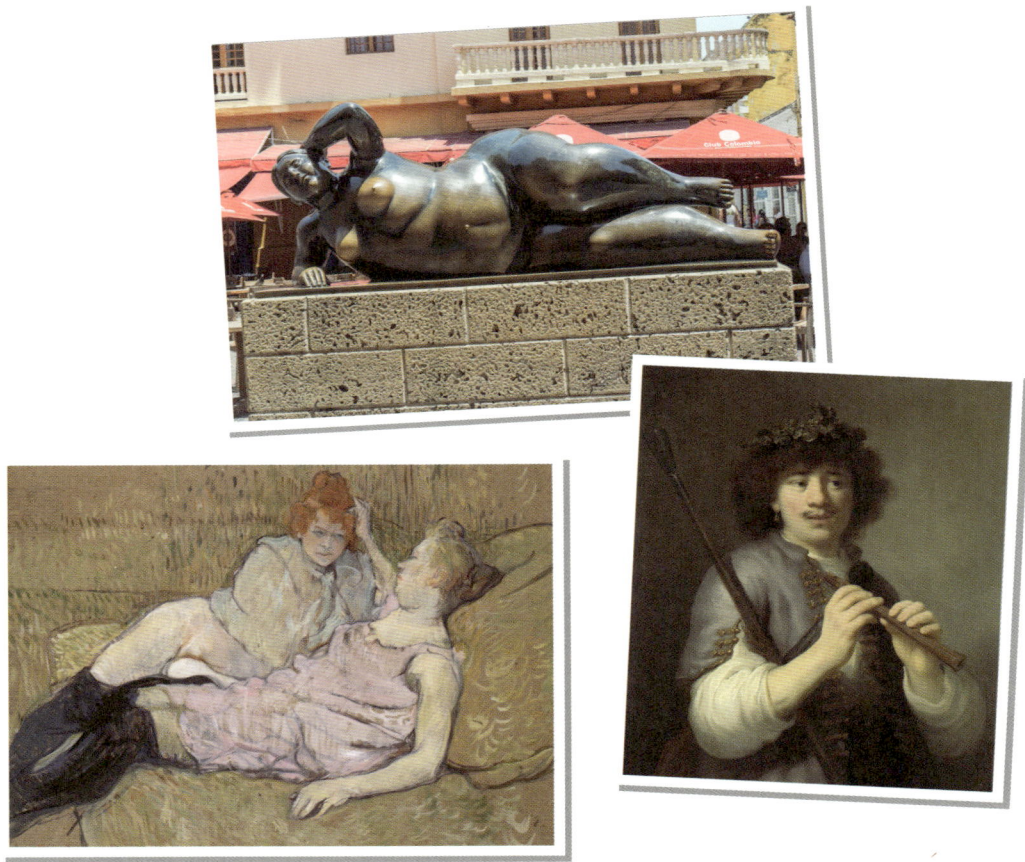

이 사진들을 보면 알 수 있듯이, 아름다움의 기준은 장소와 시간에 따라 달라져요. 요즘 서구권에서는 마른 몸이 중요한 미의 기준 중 하나가 될 때가 많아요. 마른 몸을 강조하죠(패션쇼, 잡지, 광고, TV, 영화, 드라마에서). 하지만 이렇게 되면 날씬한 사람이 각광을 받고 뚱뚱한 사람은 무시를 받아요.

특정한 몸을 선호하면 문제가 생겨요.

● 지나치게 마른 몸은 전혀 현실적이지 않아요! 프랑스에서는 성인 99퍼센트가 패션모델이 입는 사이즈의 옷이 맞지 않아요. 한 사람의 몸매(마른 몸/ 적당한 몸/ 뚱뚱한 몸)는 유전(조상에게 물려받는 유전자), 운동량과 식습관에 따라 달라져요. 아무리 운동을 많이 하고 식습관을 바꿔도 유전자는 달라지지 않아요. 손바닥만 한 사이즈의 티셔츠가 맞는 유전자를 가지고 태어난 사람은 거의 없습니다!

● 뚱뚱한 사람들은 미움을 받고 있다는 생각을 자주 해요. 우리 사회가 뚱뚱한 몸을 싫어하니까요. 뚱뚱한 사람을 혐오하는 시선은 일상에서 분명히 느껴집니다. 잡지를 펴거나 TV를 켜도 그렇죠. 뚱뚱한 사람은 거의 보이지 않아요. 뚱뚱한 사람은 사회에서 이해를 받지 못하고 종종 무시를 당합니다. 사회는 뚱뚱한 사람을 가리켜 '병자'라고, 노력하지 않는다고, 보기 좋은 날씬한 몸이 아니라고 비난합니다!
그러나 사실, 병든 것은 뚱뚱한 사람들이 아니라 이 사회죠!

● 많은 청소년과 어른이 이상적으로 생각하는 마른 몸을 만들기 위해 몸무게를 빼고 식단을 조절합니다. 하지만 마른 몸에 집착하면 건강을 해칠 수도 있어요. 음식을 먹을 때 불안하거나 스트레스를 받는다면 의사 선생님이나 믿을 만한 어른에게 말하세요.
멋지거나 예뻐지기 위해 꼭 마를 필요는 없습니다. 49번 질문을 기억하세요. 아름다움이란 자신을 완성해가는 과정, 자기만의 개성을 빛내는 것, 자신의 목소리와 다른 사람들의 이야기에 귀를 기울이는 행동이에요.
체중계에 나타난 몸무게 수치가 아름다움이 아니에요!

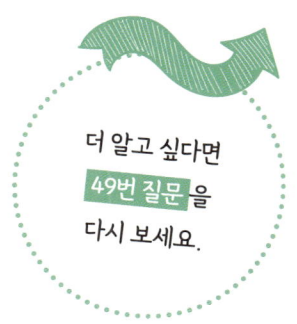
더 알고 싶다면 49번 질문 을 다시 보세요.

56 반 아이들과 학급에서 저의 자리를 찾기 힘들어요.

요즘 많은 사람들은(학교에 다니는 아이들도) 경쟁심이 높습니다. 최고가 되기 위해, 최고로 인기 많은 사람이 되기 위해, 가장 강하기 위해, 가장 재미있는 사람이 되기 위해, 가장 스타일이 멋진 사람이 되기 위해, 가장 부자가 되기 위해, 가장 말 잘하는 사람이 되기 위해서 경쟁하지요. 가장 멋진 사람 혹은 가장 예쁜 사람이 되고 싶어 하지만, 사실 멋지다는 기준 혹은 예쁘다는 기준은 딱 하나로 정해져 있지 않고 다 다르답니다.

이런 경쟁에서 소외되면 외로움을 쉽게 느낄 수 있지요.

실제로 조금만 주변 사람과 달라도 비판을 받을 때가 많아요(수줍음, 특이한 외모, 병이나 핸디캡, 표준에서 벗어나는 가정환경, 성소수자 정체성, 평균 이하의 사회적 신분, 소수 인종…). 놀림을 받기도 하죠. 이처럼 보통의 기준에서 벗어나는 사람들은 그룹 안에서 제자리를 찾지 못하고 방황하곤 합니다.

만약 자신의 자리를 잘 찾지 못한다면 이건 여러분이 독특하기 때문이에요. 남들과 다르다는 것은 큰 장점이 되기도 합니다!

주변을 둘러보면 개성이 뚜렷하거나 남들과 똑같이 살고 싶어 하지 않는 친구들이 있어요. 이 친구들과 함께하면 즐거워질 수 있어요!

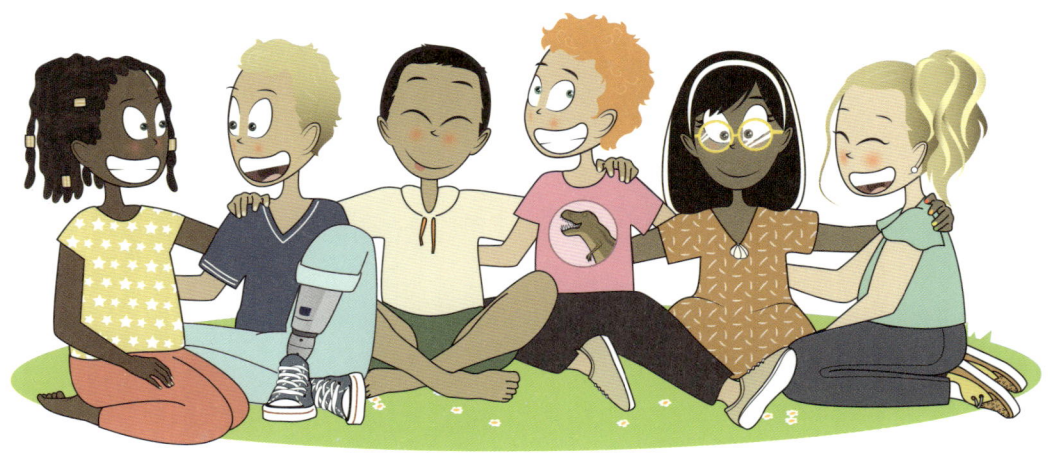

57 왜 학교에서 괴롭힘을 당할까요?

따돌림 과 괴롭힘 은 달라요.
- ✓ 따돌림은 집단으로부터 거절당하는 것이에요.
- ✓ 괴롭힘은 특정 사람에게 지속적으로 당하는 폭력(정신적 폭력, 언어 폭력, 신체 폭력)이에요.

괴롭힘의 예는 몇 가지가 있어요.

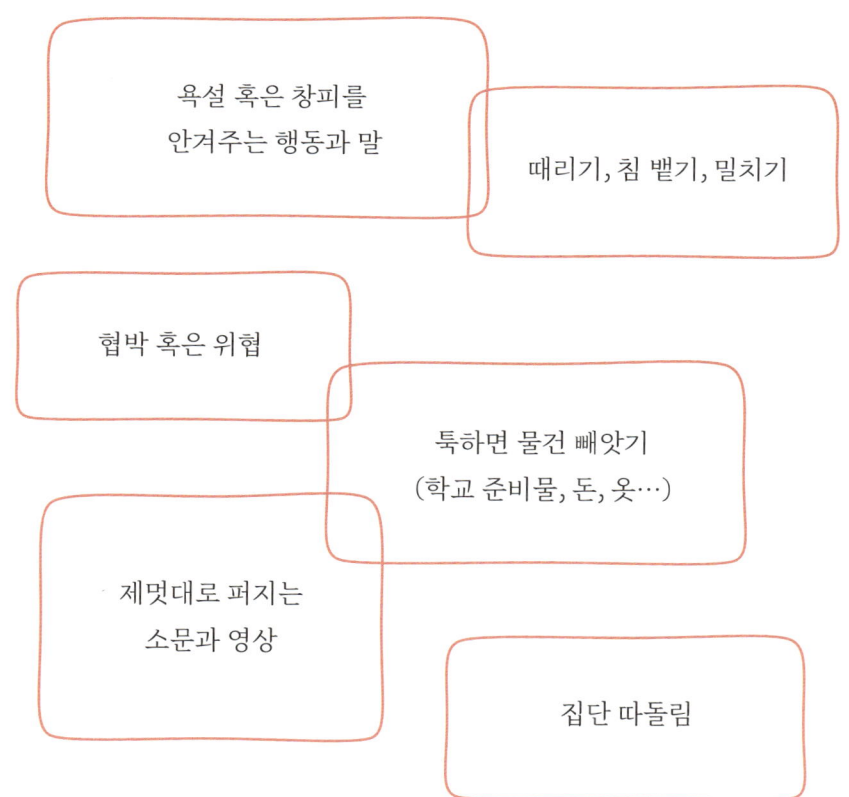

- 욕설 혹은 창피를 안겨주는 행동과 말
- 때리기, 침 뱉기, 밀치기
- 협박 혹은 위협
- 툭하면 물건 빼앗기 (학교 준비물, 돈, 옷…)
- 제멋대로 퍼지는 소문과 영상
- 집단 따돌림

만일 괴롭힘을 당하고 있다면요?

● 창피해할 필요 없어요. 괴롭힘을 당하는 것은 여러분 탓이 아니니까요. 친구를 괴롭히는 당사자가 부끄러워해야죠.
● 그냥 참거나 받아주고만 있으면 안 돼요.
● 믿을 만한 어른에게 털어놓으세요. 부모님, 선생님, 친한 어른, 가족 혹은 이웃!
● 보복을 당할까 봐 두려워하지 마세요. 어떤 형태의 폭력이든 보호를 받을 수 있습니다. 학생들의 기본적인 안전을 지키는 것이 학교와 나라가 해야 할 일이에요. 그러니까 심각한 상황이면 괴롭히는 가해자를 경찰에 신고할 수 있어요!

누군가 괴롭힘을 당하는 상황을 봤다면요?

● 괴롭힘을 당하는 친구를 도와주세요. 괴롭힘을 당하는 친구는 집단에서 따돌림을 당하는 경우가 많아요. 집단 따돌림에 동참하지 마세요. 따돌리는 친구에게 그것이 옳지 못한 행동임을 알리세요.

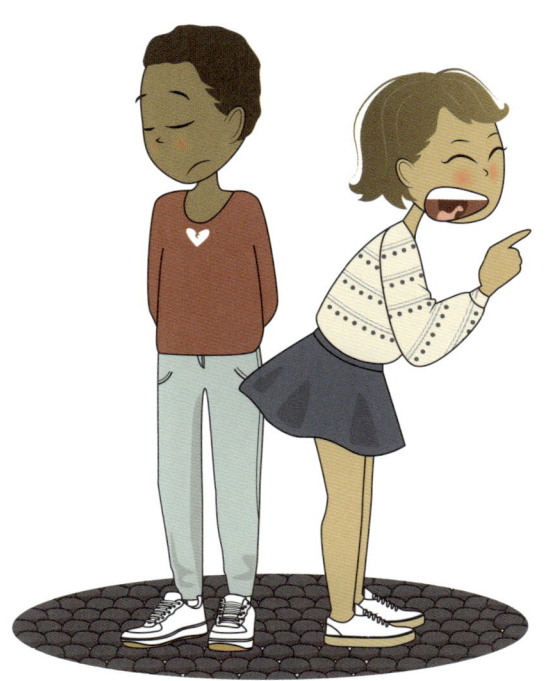
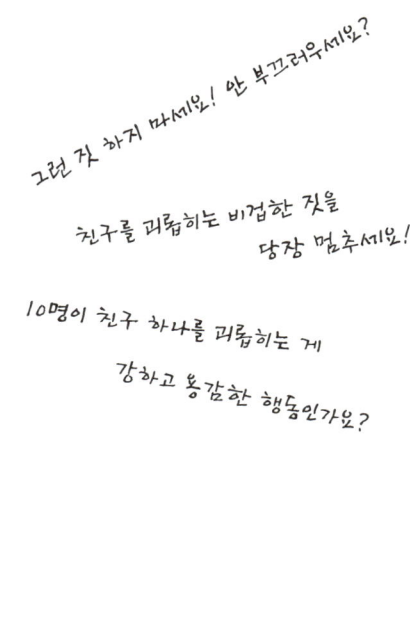

그런 짓 하지 마세요! 안 부끄러우세요?

친구를 괴롭히는 비겁한 짓을 당장 멈추세요!

10명이 친구 하나를 괴롭히는 게 강하고 용감한 행동인가요?

● 누군가 창피를 당할 때, 욕을 듣거나 맞을 때, 재미있다고 웃지 마세요. 그런 상황을 보고도 웃는다면(집단에서 따돌림을 받을까 봐 무서워서), 여러분도 괴롭힘에 동참하는 거예요.
● 당사자가 수치스러워할 소문이나 사진을 퍼뜨리지 마세요. 이런 행동 역시 괴롭힘에 동참하는 거예요.
● 누군가 괴롭힘을 당하는 모습을 보면 믿을 만한 어른들에게 알려주세요.
● 괴롭히는 짓을 하는 친구를 보게 되면 그런 짓은 폭력이니까 당장 그만두라고 직접 말하세요!

괴롭힘을 당하고 있나요?
누군가 괴롭힘을 당하는
모습을 보았나요?
그러면 아래 학교 폭력 상담
전화 번호로 신고하세요.

3020

괴롭힘은 학교나 학원 어디에서든
일어날 수 있어요.
SNS나 단체 대화방에서도 일어나고요.
이 경우에는 아래의 번호로
신고하세요.

3018˙

• 한국에서는 학교폭력 상담 전화번호인 117번, 청소년 사이버상담센터인 1388번으로 전화해야 한다.

58 우리 반 아이들은 스냅이나 틱톡 계정이 있어요. 그런데 왜 전 가지면 안 되나요?

소외감이 드나요? 충분히 이해합니다. 반 아이들은 SNS 계정이 있는데 혼자만 없다면 일부 정보, 이벤트, 화젯거리를 공유할 수 없을지도 모르니까요. 하지만 조금 기다렸다가 나중에 계정을 갖는 것도 좋아요. 거기엔 나름의 이유가 있답니다.

우선 법률 때문이에요. 프랑스에서는 13세 미만은 틱톡, 스냅샷, 인스타그램, 페이스북, 왓츠앱 등 SNS 계정을 가질 수 없어요. 13세 미만이 계정을 만들려면 어른의 지도 아래 함께 해야 한다는 조건이 있습니다. 15세가 되어야 SNS 계정을 혼자 만들 수 있습니다.

13세라는 나이가 기준이 된 데에는 이유가 있어요. 소아과 의사와 아동 전문가에 따르면, 13세 이전 아이들이 SNS를 무작정 사용하면 실제로 폭력적이고, 충격적이고, 트라우마를 일으킬 수 있는 콘텐츠에 노출될 수가 있어요. 따라서 13세 전에는 실생활에서 사람들과 이야기하고, 책을 읽고, 사고력과 비판 정신을 기르는 것이 좋아요. 그래야 나중에 SNS를 할 수 있는 나이가 됐을 때 큰 도움이 됩니다. ☺

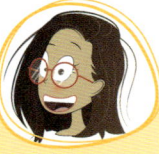

알고 있었나요?

실제 일상을 살기보다는 SNS에서 자신의 일상을 공유하는 데 시간을 많이 쓰는 청소년들이 있어요! 가장 멋진 스토리를 적으려는 경쟁 심리가 생깁니다. 그런데 SNS에서 근사한 이야기를 올린다고 해서 실제로도 멋진 인생을 산다고 할 수는 없어요. 자신을 멋진 사람이라고 인정할 수 있는 유일한 사람은 바로 여러분 자신뿐이에요!

> **59** SNS에서 툭하면 저한테 욕을 하는 사람이 있어요. 어떻게 하면 좋죠?

인터넷과 SNS에서 여러분에게 욕을 하거나, 여러분에 대해 가짜 정보와 헛소문을 퍼뜨리거나, 원치 않는 사진이나 동영상을 마음대로 인터넷과 SNS에 퍼 나른다면, 그 사람은 여러분을 모욕하고 괴롭히는 것입니다. 이를 가리켜 '사이버 괴롭힘'이라고 해요.

사이버 괴롭힘은 범죄예요. 만일 미성년자를 대상으로 이런 범죄를 저지른다면 상대방은 감옥에 가고 벌금을 많이 내야 한답니다.

오프라인에서의 괴롭힘과 마찬가지로, 사이버 괴롭힘도 당하는 사람의 잘못이 아니니 부끄러워할 이유가 전혀 없습니다.

- 댓글, 욕설, 상처 되는 메시지에 답변하지 마세요.
- 증거를 보관하세요(휴대폰으로 캡쳐하기).
- 모든 계정에서 일단 나가세요!
- 믿을 만한 어른(부모, 선생님 등)에게 얼른 도움을 청하세요.

프랑스에서는 사이버 괴롭힘을 당하거나 목격한 어린이들을 보호하는 무료 전화 상담센터가 있습니다. 다른 나라도 마찬가지일 겁니다. 청소년 상담센터에 전화해서 전문가에게 도움을 요청하세요.

끝으로, SNS를 사용할 때 스스로를 보호할 수 있는 방법을 알아두세요. 모든 상황에서 상대방을 존중하세요. 모르는 사람의 팔로워 신청을 함부로 수락하지 마세요. 콘텐츠를 올릴 때 주의하세요. 다른 사람의 프라이버시를 존중하세요. 개인 정보를 보호하세요(주소, 전화번호를 공개하지 마세요). 수상한 링크는 절대 클릭하지 마세요. 모르는 어른이 연락한다면 부모님이나 믿을 만한 어른에게 즉시 알리세요. 비밀번호는 정기적으로 바꿔주세요. 그리고 비밀번호는 꼭 어딘가에 적어두세요!

60 왜 오른쪽 젖가슴보다 왼쪽 젖가슴이 더 크죠?

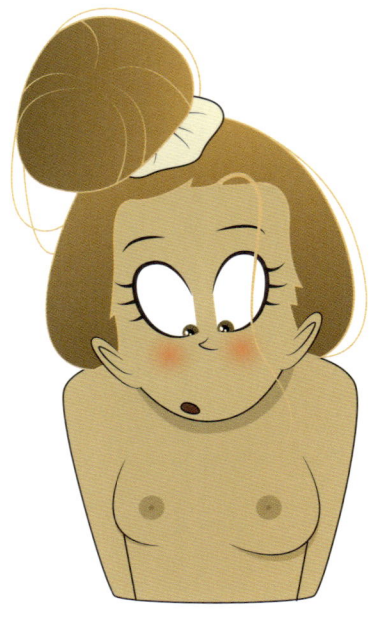

발도 한쪽 발이 더 크다는 것을 알고 있나요?
마찬가지로 다리 역시 한쪽 다리가 조금 더 짧거나 길기도 합니다.
왜냐고요? 우리의 몸은 양쪽이 완벽히 똑같지는 않거든요! 젖가슴, 고환, 아랫입술과 윗입술도 그래요!

그러니까 젖가슴이 짝짝이여도 너무 걱정하지 마세요. 지극히 '정상'이니까요. 😉

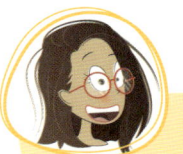

알고 있었나요?

젖가슴의 모양은 매우 다양해요. 여러분의 젖가슴과 반 아이들의 젖가슴은 크기도 생김새도 제각각이랍니다.

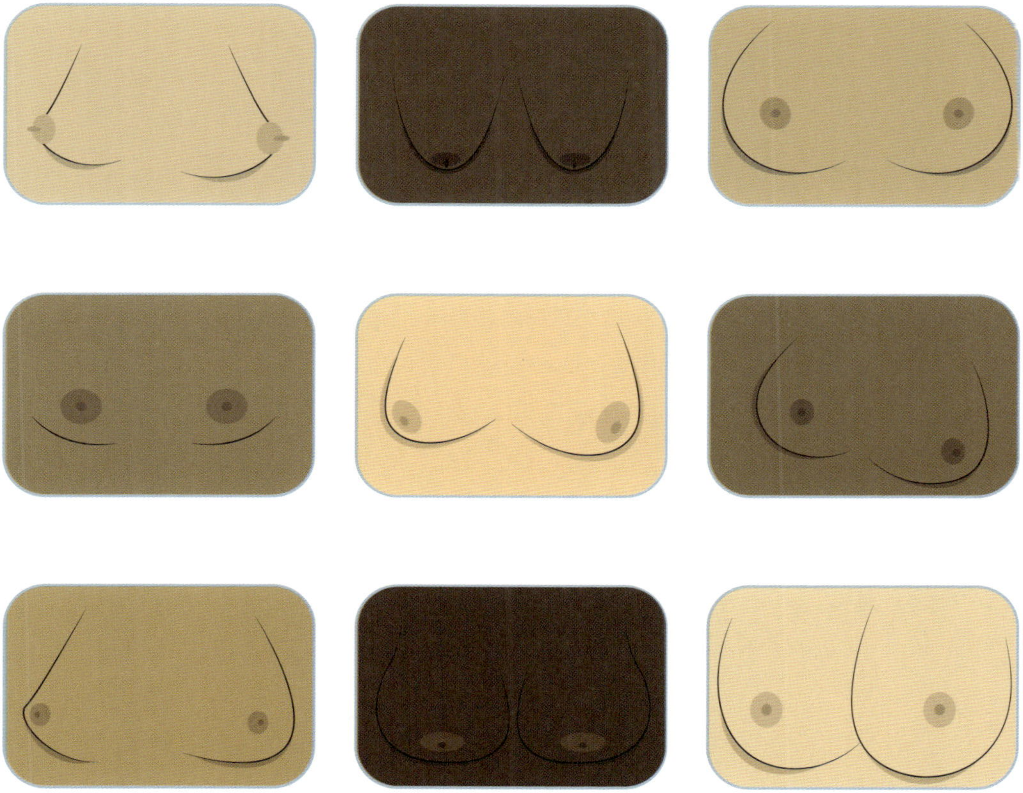

61 왜 반 아이들 음경이 제 거보다 클까요?

용기 내서 이런 질문을 하는 사람이 별로 없는데, 좋은 질문을 해줘서 고마워요! 반 아이들과 비교하는 것은 이상한 일이 아니에요. 누가 빨리 뛰나, 누가 더 높이 뛰어오르나도 우리는 곧잘 비교하니까요.

그러니 여러분의 음경 크기가 남과 다르다는 것을 알게 되면, 왜 그런지 궁금한 게 당연해요.

우선, 음경은 여러분이 다 성장할 때까지 자랍니다(대략 18세까지요!). 따라서 아직 음경이 다 자란 것은 아니니까 걱정할 필요가 없어요.

그리고 음경에 대해 알아야 할 것이 많아요!

● 음경에는 2가지 유형이 있습니다. 살집형 음경과 팽창형 음경이에요. 살집형 음경은 발기 전이나 후의 길이와 두께가 똑같아요.
반대로 팽창형 음경은 발기를 안 할 때는 작지만 발기를 하면 피가 몰리면서 길어지고 두꺼워져요! 그러니까 팽창형 음경이라면 발기 전인 여러분의 음경 크기를, 살집형 음경의 다른 사람과 비교할 필요가 없습니다.

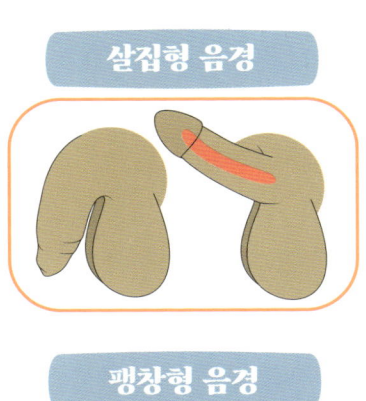

살집형 음경

● 발기 때 음경은 거의 크기가 비슷합니다(약 12~18센티미터).

● 발기한 음경의 크기는 사랑을 나눌 때 쾌락을 주고받는 데 거의 영향을 미치지 않습니다.

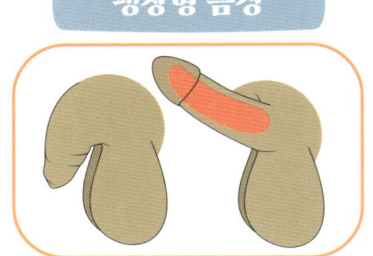

팽창형 음경

게다가 젖가슴 모양과 마찬가지로 음경의 모양도 가지각색이에요!

그러니 여러분의 음경을 너무 걱정하지 마세요. **개성이 있으니까요.** 😊

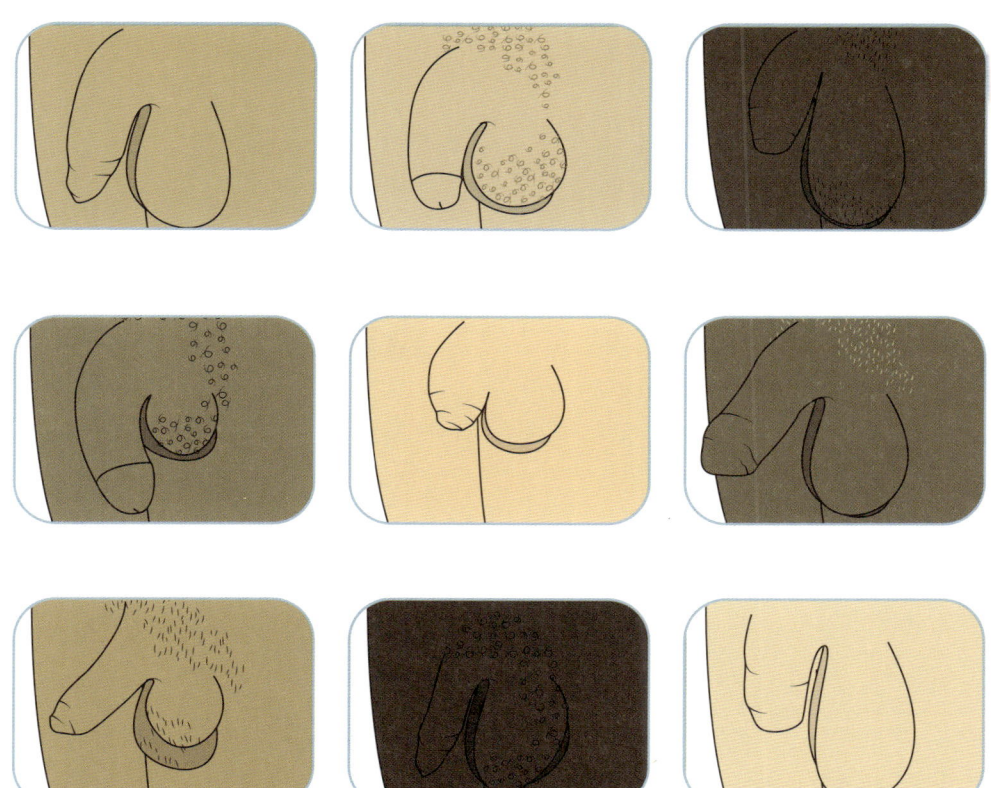

62 음순이 점점 자라요. 어떻게 해야 하죠?

음순은 사춘기 때 그 크기가 커집니다. 음순이 자라는 이유는 질과 자궁을 외부 박테리아로부터 보호하기 위해서예요. 음순은 음모의 도움을 받아 할 일을 해요. 음모 또한 세균과 감염으로부터 질을 보호하는 역할을 합니다.

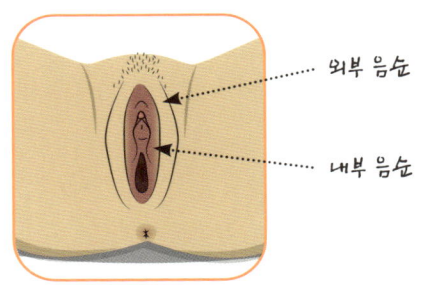

외부 음순

내부 음순

음순의 크기는 사람마다 다르고 양쪽의 생김새도 똑같지가 않습니다 (젖가슴, 양손, 두 발처럼요). 게다가 내부 음순이 외부 음순보다 길게 나올 때가 많아요. 내부 음순은 보호막 역할을 하니 바깥으로 노출되어도 괜찮아요.

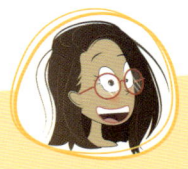

알고 있었나요?

소음순, 대음순이라는 표현 대신 내부 음순, 외부 음순이라는 표현을 써보세요. 실제로 내부 음순이 외부 음순보다 클 때가 많아요. 그러니 콤플렉스를 가질 필요는 없어요. 외부 음순은 대칭이 다 다르고 모양도 다 달라요!

외부 음순 또한 질과 요도, 음핵을 보호하는 역할을 합니다. 외부 음순의 크기나 생김새도 사람마다 제각각입니다.

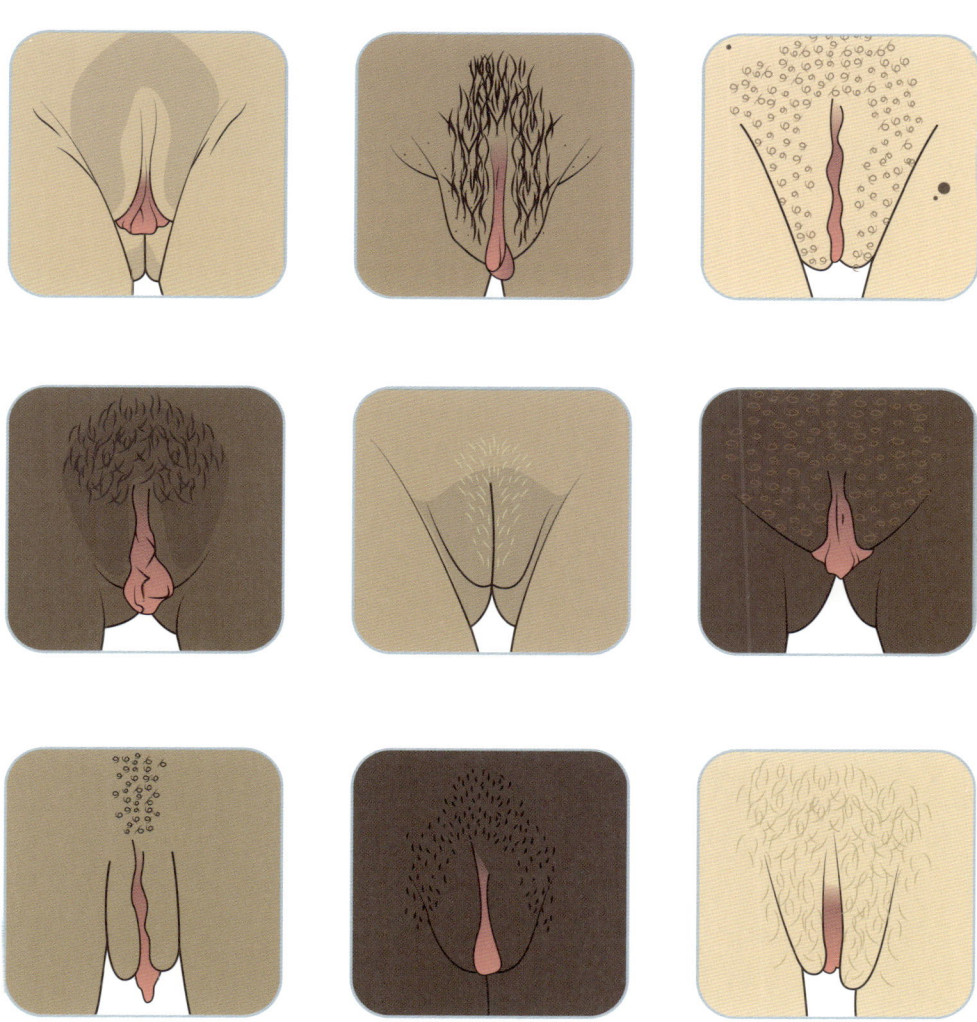

5장
첫사랑 감정

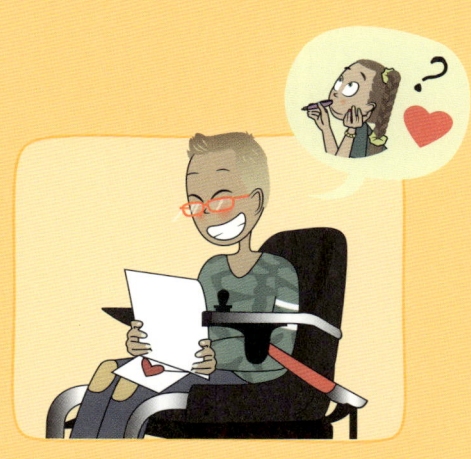

부모님들께

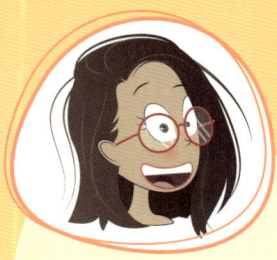

아이는 관계 속에서 살아갑니다!

지금까지는 아이가 몸, 프라이버시, 사춘기의 변화, 자존감 등에 관해 자신을 더 잘 이해하고 자신과의 관계를 잘 쌓아나가도록 돕는 법을 다루었어요.

이번 5장부터는 아이와 다른 사람의 관계를 살펴볼 거예요. 아이는 자랄수록 인지능력이 발달해 인간관계에 관심을 가집니다. 우정, 동료, 주변과의 관계… 그리고 사랑도요. 😉

사랑을 어떻게 설명해야 할까요?
우리 어른도 사랑이 무엇인지 모를 때가 있답니다. 사랑의 형태가 여러 가지라는 것도요. 그렇다면 자녀에게 사랑을 어떻게 설명해야 할까요? 우리의 편견과 고정관념, 두려움, 희망사항을 이입하지 않고 객관적으로 말이죠.
이번 장에서 우리가 도전해야 할 과제입니다. (즐거운 과정이 되었으면 좋겠습니다!)

감정은 민감하게 다루어야 합니다
감정에 대한 이야기를 나눌 때는 자녀의 프라이버시를 존중하고 어른이 흔히 하는 '따져 묻는' 방식으로 질문을 하지 않는 것이 좋아요(네가 좋아하는 아이는 어떤 아이니? 서로 볼 키스를 하니?)

대신, 이렇게 질문하면 자녀는 마음을 열고 신나게 대답할 거예요.
서로 어떻게 좋아하게 되었니? 마음을 어떻게 표현하니?
상대방이 날 좋아하는지 어떻게 알 수 있을까?
원하는 사람을 사랑할 수 있을까?

이번 장에서는 자녀가 감정을 느끼는 과정을 도우면서 자녀의 프라이버시, 부모인 여러분의 프라이버시를 지킬 수 있는 핵심 방법을 알려줄 거예요.

몸의 구조는 객관적인 과학이지만, 감정은 이와 달리 주관적이어서 더 민감하게 다루어야 합니다.

사랑의 형태는 여러 가지입니다

이번 장 마지막에는 '사랑에 관한 작은 사전'이 등장할 예정입니다. 이 사전을 자녀와 혹은 혼자 서둘러 읽을 필요는 없어요. 여러분과 자녀가 이 사전을 읽을 만큼 마음의 준비가 되었을 때 비로소 알아가도 충분하니까요.

'사랑의 사전'이 사랑을 지나치게 여러 유형으로 분류하는 것 같다면 이름을 붙이기보다는 이야기로 설명해주세요. 여러분의 자녀는 자신이 느끼는 사랑의 감정이 잘못된 게 아니라는 것을 알고 안심할 거예요.

겁먹지 마세요. 여러분과 자녀를 믿으세요.

마음이 열릴 때까지 기다려보세요, 전부 잘될 겁니다!

그런데 사랑이 무엇인가요?

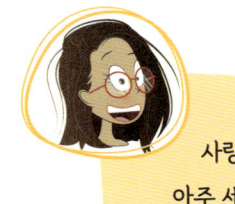
사랑의 힘은 아주 세답니다!

사랑은 아주 강렬한 감정이에요. 사랑을 주고받는 것은 아주 기분 좋은 감정이죠.

사랑에는 여러 가지가 있어요. 우선, 자기 자신에게 주는 사랑이 있어요. 질문 49번에서 설명했듯이, 우리는 모두 사랑받을 자격이 충분한 아름다운 존재예요.

그다음에 우리와 다른 사람들을 연결하는 사랑이 있어요. 서로 주고받는 사랑이죠. 사랑의 형태는 다양해요. 예를 들면,

> 부모님 혹은 가족(조부모님, 형제, 사촌)과 연결된 사랑.
> 이것을 '가족애'라고 불러요.

> 친구 혹은 반 아이들과 연결된 사랑.
> '우정'이라고 부르죠.

> 반려동물과 연결된 사랑.
> '애정'이라고 불러요.

> 곰인형이나 특정 물건과 연결된 사랑.
> '애착'이라고 불러요.

이처럼 사랑의 형태는 한 가지가 아니에요. 여러분에게 중요한 사람과 여러분을 중요하게 생각하는 사람 또한 여러 명이잖아요. 그리고 옛 친구와 멀어져도 새로운 친구와 다시 우정을 쌓기도 하고요. 모두 자연스러운 현상이죠.

누군가에게 푹 빠질 수도 있어요. 이는 우정이나 애정 같은 일반적인 사랑과는 조금 달라요. 다음 질문에서 설명해줄게요.

64. 사랑에 빠졌는지 어떻게 알죠?

누군가에게 끌리고 그 사람과 만나는 것이 기대되고 즐거울 때, 우리는 '사랑에 빠졌다' 고 해요.

사랑에 빠진 감정이 다른 형태의 사랑(우정, 애정, 애착)과 어떻게 다른지 구별하기가 쉽지만은 않아요. 게다가 사람마다 사랑에 빠지는 상황을 경험하는 방법도 다르죠. 감정을 적극적으로 표현하는 사람들도 있고, 수줍어하거나 조심스러워서 잘 표현하지 않는 사람들도 있습니다.

**여러분이 느끼는 감정이 무엇인지 더 분명하게 알고 싶나요?
그래서 간단한 테스트를 준비했어요.**

☐ 누군가를 생각할 때 가슴이 꽉 막히나요?

☐ 그 사람이 없으면 보고 싶나요?

☐ 그 사람을 위해 작은 선물이나 간단한 메시지를 준비할 때 즐겁나요?

☐ 그 사람과 항상 이야기하고 싶나요?

☐ 그 사람에게 "사랑해요"라고 말하고 싶나요?

☐ 그 사람이 손을 잡아주거나 안아주었으면 좋겠어요?

☐ 그 사람이 다른 누군가와 이야기를 하면 질투가 나요?

☐ 그 사람과 같이 나들이나 여행을 가고 싶나요?

☐ 그 사람과 싸우면 슬픈가요?

☐ 그 사람이 누군가에게 공격을 받으면 얼른 그 사람 편을 드나요?

'예'라는 대답이 10개 나왔다면

그 사람을 사랑하는 것일 수 있어요.

'예'라는 대답이 5개와 9개 사이라면

그 사람이 여러분의 삶에 매우 중요한 존재예요. 사랑에 빠진 것일 수도 있고 우정일 수도 있어요.

'예'라는 대답이 5개 미만이라면

그 사람과 사랑에 빠진 것은 아직 아닐 수 있어요.

잠깐요, 이 테스트가 항상 맞는 것은 아니에요! ☺

65 사랑을 어떻게 보여주면 좋을까요?

누군가에게 사랑을 표현하려면 그 마음을 말로 하거나 글로 적는 게 가장 간단해요. 할 수 있다면요.

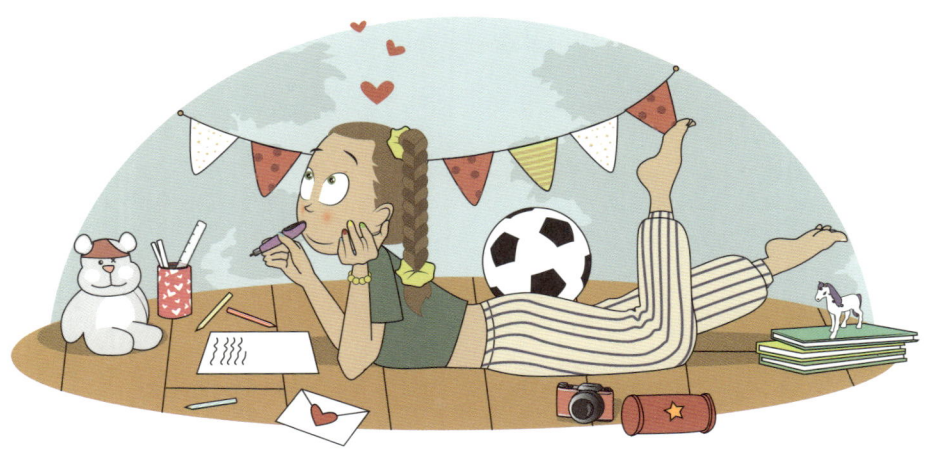

누군가에게 사랑을 표현하는 방법은 실제로 아주 많아요. 간식을 나눠 먹을 수도 있고, 집에 초대할 수도 있고, 선물을 줄 수도 있고, 시를 써줄 수도 있죠. 그런데 사랑의 감정은 우정과 혼동되기도 해요. 때로는 사랑을 고백해야 감정의 실체를 분명히 알 수 있어요. 사랑과 사랑하는 감정에서 가장 중요한 것은 항상 자신과 타인을 존중하는 것이에요.

`자신을 존중한다는 것`은 다른 사람을 기쁘게 하려고 억지로 무엇인가를 하지 않는 것이에요. 가장 소중히 다루어야 할 사람은 자기 자신이란 걸 잊지 말아야 해요.

그다음에 다른 사람을 존중해야 해요. 사랑하는 감정을 상대방에게 표현하는 것은 좋지만 그 사람의 프라이버시를 지켜주고 상처를 주지 않아야 합니다.

66 상대방이 나를 사랑하는지 어떻게 알죠?

상대방에게 사랑을 고백했다면(말이나 글로) 그 사람의 대답을 기다리세요. 가끔은 자신의 감정이 무엇인지 생각할 시간이 필요해요. 사랑이라고 항상 첫눈에 반하는 것은 아니에요. 아주 오랫동안 그냥 알고 지낸 사람과도 사랑에 빠질 수 있어요.

대답이 늦어진다면 3가지 가능성이 있어요.

> **상대방은 여러분과 같은 감정이 아닌 경우**

이때는 서글프고 가슴이 찢어지는 것 같을 거예요. '실연의 슬픔'이라는 말이 괜히 있는 게 아니에요.

> **상대방이 여러분의 감정을 몰랐을 경우**

이때는 상대방에게 생각할 시간을 주세요. 사랑은 서두르지 말아야 해요.

> **상대방도 여러분과 같은 마음일 때**

이때는 두 사람이 사랑의 관계를 만들어나갈 수 있어요.

이 조언은 여러분이 사랑 고백을 받아도 똑같이 적용될 거예요. 여러분이 상대방과 같은 마음이 아니라면 자신의 마음을 표현할 수 있어요(상대방에게 실연의 슬픔을 안겨주는 것이죠). 상대방에게 시간을 달라고 부탁할 수도 있고 사랑을 받아줄 수도 있어요!

67 사랑의 시간은 얼마나 유지되나요?

사실, 사랑이 얼마나 유지될지는 그 누구도 알 수 없어요. 연애하는 주변 사람들에게 언제부터 서로 사랑했냐고 물어보세요. 사랑이 계속 유지됐다는 대답도 있을 수 있고, 사랑이 더 이상 계속되지 않는다는 대답도 있을 수 있어요. 두 사람이 계속 사랑하려면 벽난로 속 불씨처럼 불이 꺼지지 않게 노력해야 해요. 계속해서 장작을 넣어주면 벽난로는 따뜻한 불꽃이 일며 꺼지지 않고 타오르죠.

사랑의 불꽃을 태우는 장작을 가리켜 '애정 어린 행동'이라고 해요. 사랑을 유지하려면 행동이 따라야 해요. 상대방에게 사랑을 표현하는 방법은 여러 가지입니다.

● 따뜻한 말
예시 : 함께 시간을 보내서 정말 즐거워. 너를 알게 되어 행복해. 나는 네가 정말 멋지다고 생각해.

● 의미 있는 순간
예시 : 함께 이야기하기(직접 만나거나 전화로), 함께 즐거운 순간을 만들기(요리, 놀기, 스포츠), 함께 다른 친구 만나기

● 마음을 담은 선물
꼭 가게에서 이것저것 살 필요는 없어요. 예쁜 조개껍질, 말린 꽃, 직접 그린 그림이나 시도 감동적인 선물이 됩니다. 여러분이 선물을 준비하기 위해 그만큼 시간을 들인 것이니까요!

● 도움 주기
상대방을 도와주고 돕는 순간이 즐겁다고 말하세요. 상대방을 위한 간식을 준비하거나 숙제를 돕거나 상대방에게 서프라이즈 생일 선물을 합니다.

● 다정한 행동
상대방이 여러분의 고백을 받아주었다면 다정한 행동(손잡기, 포옹)을 취하세요. 다정한 행동은 상대방과 연결되고 함께 감정을 나누는 데 도움을 줍니다.

그런데 아무리 함께 시간을 보내고 다정한 행동을 해도 사랑이 식을 때가 있어요. 마치 불이 꺼진 것처럼요. 그런 순간을 맞게 되면 슬프겠죠. 사랑을 다시 유지하고 싶다면 가족이나 친구들에게 마음을 털어놓으세요. 그리고 기억하세요. 실연의 슬픔은 평생 가지는 않는다는 것을요. 또 다른 사랑 이야기가 기다리고 있으니까요. ☺

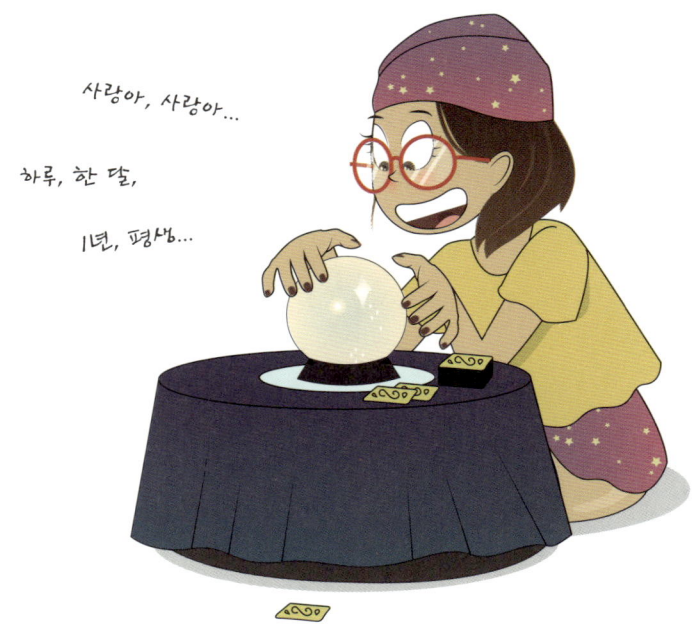

68 꼭 남자친구 혹은 여자친구가 있어야 하나요?

남자친구 혹은 여자친구가 없어도 행복해질 수 있어요.

동화는 매력적인 왕자나 공주를 찾는 사람들의 이야기가 많죠. 로맨틱하게 그려진 동화를 보면 행복의 열쇠가 사랑에 있는 것처럼 생각되기도 해요. 남자친구 혹은 여자친구를 찾아야 행복해진다고 생각하기가 쉬워요.

그러나 모두가 그런 것은 아니에요. 사람마다 행복을 찾는 방법은 다양합니다. 남자친구 혹은 여자친구가 없어도 행복하게 살 수 있어요. 혼자서도 행복할 수 있어요. 친구, 동물, 좋아하는 풍경도 행복을 안겨줍니다!

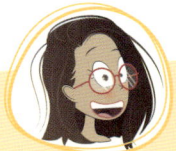

알고 있었나요?

남자친구 혹은 여자친구를 둘 수도 있지만, 원하지 않는다면 남자친구 혹은 여자친구를 두지 않아도 됩니다.

69 동시에 여러 사람을 사랑할 수 있나요?

꼭 한 사람만 사랑해야 한다는 의무는 없어요. 동시에 여러 사람에게 사랑의 감정을 품을 수도 있어요. 때로는 사랑을 여러 명과 나눌 수 있고 그렇지 않을 수도 있어요.

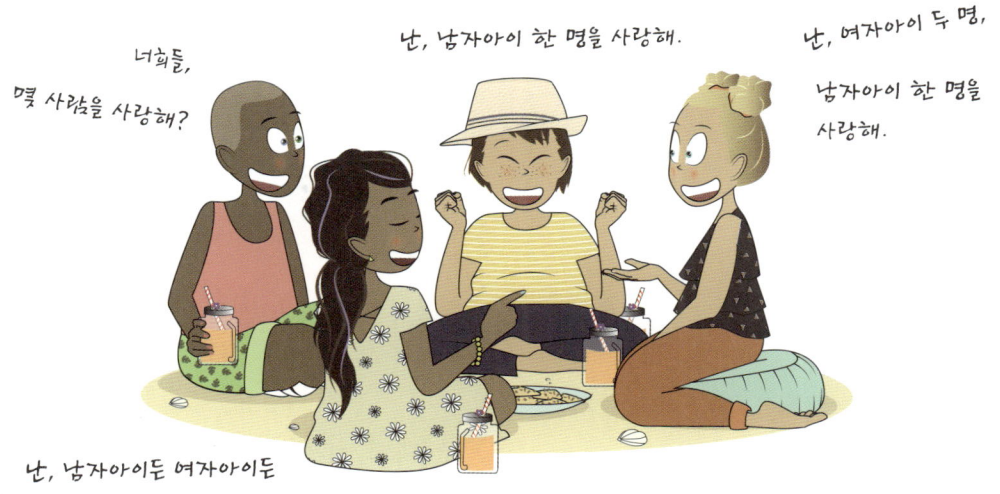

70 왜 남자친구 혹은 여자친구는 내가 다른 사람과 친해지는 것을 싫어할까요?

누군가와 사랑에 빠지면 그 사람을 오직 내 사람으로 만들고 싶을 때가 있어요. 사실은 남자친구 혹은 여자친구가 다른 사람에게 관심을 갖느라 자신에게 소홀해질까 봐 두려운 것이죠. 사랑하는 사람을 잃을까 봐 느끼는 이런 두려움을 '질투' 라고 해요.
남자친구 혹은 여자친구가 여러분이 다른 사람을 사랑하는 것을 싫어한다면 질투가 나서 그럴 거예요.

질투는 사랑이 아니더라도 가질 수 있는 감정이에요. 우정에도 질투를 느낄 수 있어요 (친구가 다른 사람과 놀 때). 혹은 가족 안에서도 느낄 수 있죠(예를 들어, 사촌이 내가 갖고 있지 않은 근사한 장난감을 선물로 받았을 때).

사랑에서 느끼는 질투는 복잡한 감정이랍니다.
여러분이 여러 사람을 사랑한다면 그중 한 사람이 여러분에게 질투를 느낄 수 있어요. 그러면 그 사람과 이야기를 해보세요. 그 사람에게 주는 감정과 사랑은 변함없으니 안심하라고 말이죠.

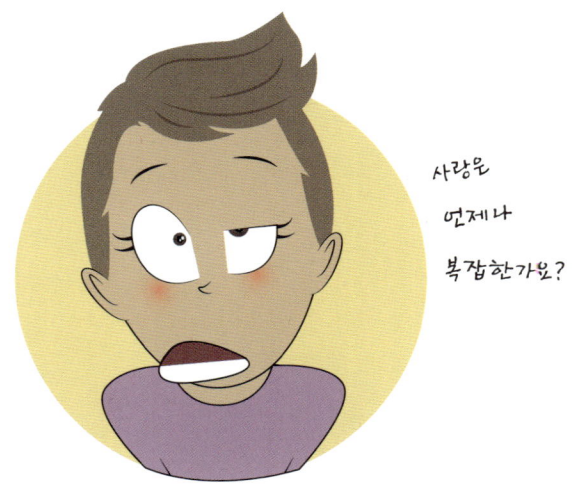

사랑은 언제나 복잡한가요?

그것으로 충분하지 않다면 여러분은 그 사람만 사랑하거나 아니면 그 사람과의 사랑은 포기하고 다른 사랑을 찾아야 할 수 있어요.

71
나를 있는 그대로 사랑하는 사람이 없을 수도 있나요?

여러분은 세상에 단 하나뿐인 존재예요! 남과 다른 개성, 장점, 이야기를 갖고 있지요. 그 덕분에 우리는 고유한 존재가 되는 거예요. 그런데 가끔 혼자 겉도는 기분이 들거나 사랑하는 사람이 없어서 외로워지는 때가 있을 거예요.

사람에게는 누구나 자신에게 맞는 속도가 있어요. 여러분은 자라면서 같은 것을 좋아하고 관심사가 비슷한 사람들과 점점 더 많이 만나게 될 거예요. 멋진 우정, 애정, 사랑을 그때 가서 경험할 수도 있죠. 그러니 걱정하지 마세요. 앞으로 살아가면서 여러분을 있는 그대로 사랑해주는 근사한 사람들을 분명히 만날 테니까요. ☺

72
남자와 여자를 동시에 사랑할 수 있나요?

성별에 관계없이 누군가를 사랑할 수 있어요. 그러니 답은 '예'입니다. 남자, 여자, 남자인 동시에 여자인 사람들을 모두 사랑할 수 있어요.

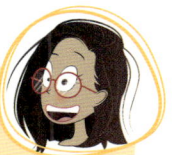

좀 더 자세한 이야기를 들려줄게요.
다음 쪽을 넘겨보세요. ➡

73 작은 사랑 사전

사랑의 형태는 여러 가지여서 사랑이 무엇인지 하나로 설명하기 힘들 때가 있어요. 모든 사랑의 형태를 다 다룰 수는 없어요. 하지만 다양한 사랑의 형태를 쉽게 알려주는 표현은 있어요.

무로맨틱 : 사랑의 감정을 모르는 사람, 사랑의 감정이 있는 관계를 키워갈 필요를 느끼지 못하는 사람이에요.

무성애 : 성적인 끌림이 아주 없거나 거의 없는 사람이에요. 그렇다고 감정이 없는 건 아니에요. 주변 사람에게는 다정하기도 해요.

양성애 : 같은 성별을 가진 사람과 다른 성별을 가진 사람에게 모두 끌리는 사람이에요.

게이 : 미국에서 만든 단어예요. 남자에게 끌리는 남자를 가리켜요. 동성애 여자를 가리키는 단어로 사용하기도 해요.

이성애 : 반대 성별의 사람에게 끌리는 사람이에요.

레즈비언 : 여자에게 끌리는 여자예요.

* 트랜스젠더에 대해 더 알고 싶다면 질문 12번을 보세요.

* 인터섹스에 대해 더 알고 싶다면 질문 11번을 보세요.

LGBTQIA+ : 레즈비언, 게이, 양성애자, 트랜스젠더, 퀴어, 인터섹스를 가리키는 약자예요(A는 무성애자, 로맨스가 없는 사람, 특별한 성별이 없는 사람을 가리켜요). 간단하게 'LGBT'라는 표현을 쓰는 사람들도 있고 'LGBTQ+'라는 표현을 쓰는 사람들도 있어요.

범인류애 : 성별에 관계없이 모든 사람에게 감정을 키울 수 있는 사람이에요.

오픈 섹스 : 성별에 관계없이 모든 사람에게 끌릴 수 있는 사람이에요.

폴리아모리 : 동시에 여러 사람에게 사랑의 감정을 품을 수 있는 사람이에요.

알고 있었나요?

이성애자가 아닌 사람들의 애정 생활과 성생활을 안 좋은 것으로 깎아내리고 혐오 표현을 쓰는 사람들이 있어요. 'PD', '호모', '매춘부', '문란한 인간' 같은 표현이죠.

이성애자가 아닌 사람을 모욕하거나 위협하는 사람들을 '동성애 혐오자'라고 해요. 이런 사람들은 동성애를 법으로 다스려야 하는 죄로 봅니다.

여러분이 어떤 성 정체성을 갖든
그것은 불법이 아니며 마땅히 존중받아야 합니다.
원하는 사람에게 끌리고
그 사람을 사랑할 수 있어요.

74 남자친구 혹은 여자친구는 어떻게 선택했어요?

사랑에 법칙 같은 건 없어요. 단순히 조건이 만족스러워서 사람을 택했다기보다는 나에게 잘 맞고 좋은 사람이라 선택했답니다. 같이 있으면 기분이 좋고 나 자신이 더 나아지기 때문이죠.

75 사랑하면 꼭 결혼해야 하나요?

두 사람이 사랑하면 연인이 될지 말지를 선택할 수 있어요. 이는 세상에 대고 이렇게 말하는 것과 같아요. "이 사람은 내가 사랑하는 사람입니다. 우리 사이에는 아무도 들어올 수 없어요."

연인 관계가 된 어른들에게는 여러 형태의 삶의 방식이 있어요.

- 동거
- 결혼 혹은 PACS•
- 가정 이루기(예를 들어, 아이 낳기)
- 함께 반려동물 기르기
- 함께 프로젝트를 하거나(세계일주) 함께 일을 해나가기(같이 레스토랑 열기).

• PACS(시민연대계약)는 '등록 동거혼' 제도를 말하는 것으로 결혼과 동거의 중간 단계에 해당한다.

자신에게 딱 '맞는' 사람을 찾았다고 해서 꼭 결혼을 해야 된다는 법은 없어요. 연인마다 살아가는 방식과 함께하는 방식이 다르거든요. 당사자가 아닌 제3자가 두 사람의 선택에 뭐라고 할 자격은 없어요.

연인인 두 사람이 자유롭게 서로의 감정을 표현하고 함께하는 삶에서 의미 있는 것을 서로 받아들이는 것이 가장 중요합니다.

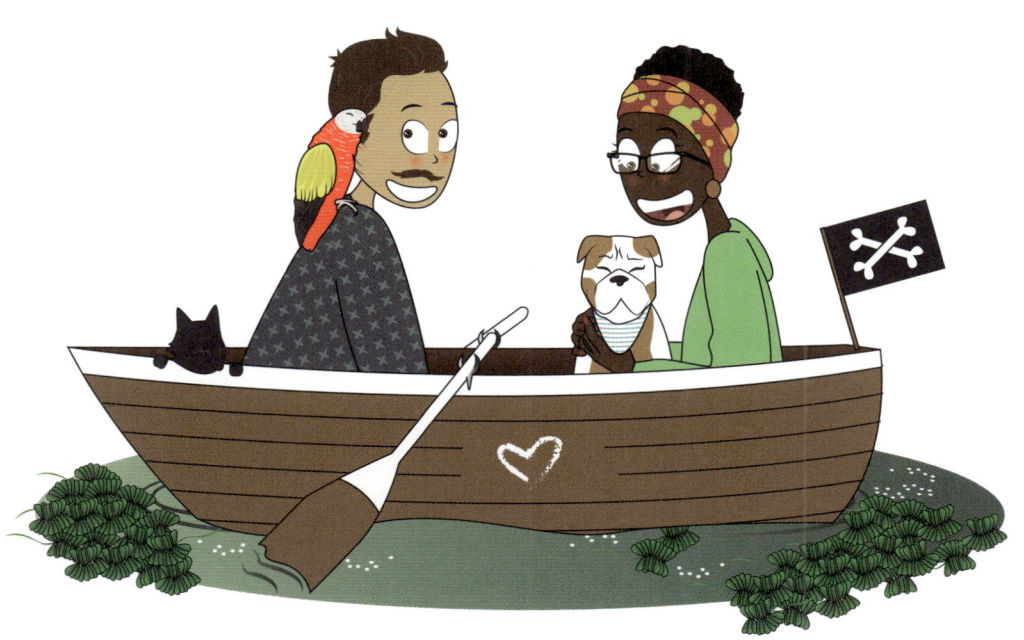

76 다른 사람들은 커플을 맺는데 왜 저는 그러지 못하죠?

이런 솔직한 질문을 해줘서 고마워요. 마치 남자친구 혹은 여자친구가 있어야 '멋진' 사람이나 사랑받을 자격이 있는 사람처럼 생각되는 분위기가 있죠. 연인 관계로 발전하는 것을 경쟁하는 분위기도 있고요.

이것은 고정관념 때문이에요. 요약하면 이런 고정관념이죠.

- 사랑하는 관계가 모든 관계보다 뛰어나다.
- 행복은 사랑에서만 찾을 수 있다.
- 연애를 해야만 삶이 완성된다.
- 연애를 해야 성공한 삶이다!

물론 이 고정관념은 **전부 잘못된 것입니다!** 우리는 동화와 로맨스물을 보고 자라서 이런 고정관념이 강해진 거예요.

또 알아야 할 것이 있어요.
- 꼭 남자친구 혹은 여자친구가 있어야지만 자신의 가치가 올라가는 것은 아니에요.
- 여러분에게 남자친구 혹은 여자친구를 만들라고 압박할 권리는 그 누구에게도 없어요. 다른 사람에게도 얼른 남자친구 혹은 여자친구를 만들라고 압박을 주지 마세요!
- 그 어떤 순간에도 꼭 남자친구 혹은 여자친구가 있어야 하는 것은 아니에요!
- 행복은 여러분에게 맞는 선택을 하면서 편하고 만족스러워 할 때 찾아와요. 다른 사람들을 위해 억지로 한 선택에 행복이 있을 리 없어요. ☺

세상에서 가장 중요한 파트너는 바로 나 자신이에요! 자신의 가치를 높이는 데 다른 사람의 평가는 중요하지 않아요. 그러니 자기 자신을 잘 돌보세요. 그 누구도 자신을 사랑하는 여러분의 마음을 함부로 대할 수는 없어요!

6장
동의

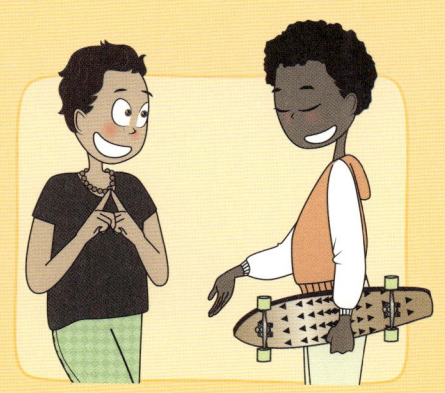

부모님들께

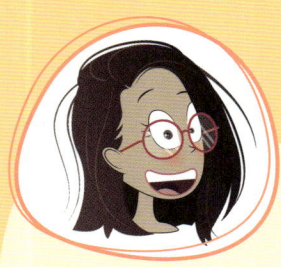

'동의'를 알려주는 것이 정말 중요합니다

아이에게 무슨 동의를 이야기하냐며 신기해하실지도 모르겠습니다! 그런 생각이 들더라도 이번 장을 그냥 지나치지 마세요. 중요한 이야기를 들려줄 거든요. 동의에는 성적인 동의만 있는 것이 아니에요.

2장(프라이버시)에서 자녀는 자신의 몸, 자신의 영역, 자신의 프라이버시(허락을 구하지 않은 볼 키스, 예고 없이 갑자기 하는 행동)를 지킬 권리가 있다는 내용을 배웠어요. 이번 6장에서는 이 부분을 더 자세히 다룰 거예요. 자녀가 자신의 의견을 표현하고 그것을 존중받을 수 있는 방법을 알려주려고 합니다.

물론 이 방법은 상호적이에요. 자신의 프라이버시를 지키고 싶다면 다른 사람의 프라이버시를 지켜주는 법도 알아야 합니다. 볼 키스를 하기 전에, 손을 잡기 전에, 포옹하기 전에 상대에게 괜찮냐고 먼저 묻는 것이죠. 이는 다른 사람의 동의를 진지하게 받아들이고 존중하는 것입니다. 아이 때나 자라서 어른이 되었을 때나 꼭 배워야 하는 내용이에요.

> '다른 사람들을 존중할 줄 아는 사람이 아름답다'
> 이번 6장의 핵심 메시지죠.

성폭력으로부터 아이를 지키고 싶으신가요?
부모 대 부모로서 솔직히 말씀드릴게요. 이 문제를 무겁지 않게 다룰 수 있는 방법을 오랫동안 고민하고 찾아봤어요.

뭐냐고요? 안타깝게도 아직 찾지 못했습니다!

가끔 세 아이를 생각하면 두려워질 때가 있어요. 세 아이를 이 세상의 폭력으로부터 어떻게 보호해야 할지 몰라 겁이 덜컥 나지요. 성폭력 관련 자료를 많이 읽으면 읽을수록 더 무서워져요. 실제 수치를 알면 더 그렇죠.

성폭력의 피해자는 미성년자들이 많아요. 여자아이 5명 중 1명, 남자아이 13명 중 1명이 성폭력을 경험합니다. 성폭력 건수의 81퍼센트가 18세 미만을 대상으로, 51퍼센트가 11세 미만을 대상으로, 21퍼센트가 6세 미만을 대상으로 이루어져요.*

> 우리 아이들을 성범죄로부터 보호할 수 있는
> 유일한 방법은 교육과 소통이에요.

이번 장에서는 우리 아이들이 가해자든 피해자든 성폭력에 휘말리지 않도록 보호 차원에서 적절한 방법을 전하려고 합니다.

안타깝지만 아이들을 100퍼센트 안전하게 교육하고 보호하기란 힘듭니다. 우리가 할 수 있는 최선은 아이들의 말에 귀를 기울이고, 아이들이 자기 생각을 자유롭게 털어놓을 수 있는 안전한 공간을 마련해주는 일이어야 해요.

 중요한 경고

이번 장에서 다룰 내용이 좀 부담스럽다면 준비가 됐을 때 읽으세요.

어쩌면 트라우마로 남은 사건을 떠올리게 만들 수도 있습니다. 그러면 전문가의 도움을 받는 것이 좋습니다. 아이를 돌보기 전에 여러분 자신을 돌봐야죠.

약속합니다. 저는 여러분의 편이에요. 우리 한 발짝씩 가봐요. ☺

---

* 출처 : 프랑스가족수당기금(CSF) 2008; 프랑스 범죄현황 조사기구(ONDRP) 2012-2017; 비라주(VIRAGE) 2017; 세계보건기구 2014; IVSEA 2015.

77 사랑 표현인데 왜 좋아하는 사람에게 마음대로 볼 키스를 할 수 없어요?

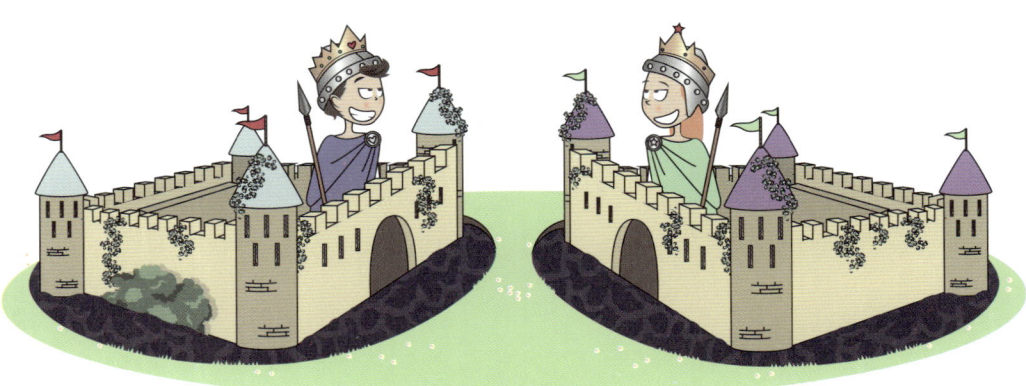

여러분의 몸이 여러분의 영역 과 프라이버시 인 것처럼 다른 사람의 몸은 그 사람의 영역 과 프라이버시 예요. 허락 없이 다른 사람의 영역에 들어가면 안 되죠.

그러니 누군가에게 볼 키스를 하고 싶고, 누군가의 손을 잡고 싶고, 누군가를 포옹하고 싶다면 먼저 해도 괜찮냐고 상대방에게 허락을 구해야 해요.

알고 있었나요?

사랑을 표현하는 방법 중에는 다른 사람의 프라이버시를 존중하면서 마음을 전하는 것도 있어요. 손가락 하트 만들기나 편지 쓰기 같은 것들 말이죠.

78 키스하는 것을 상대방이 허락했는지 어떻게 알 수 있죠?

아주 중요한 질문을 해줘서 고마워요! 뒤이어 다룰 표현은 여러분이 평생 사용하게 될 거예요.

누군가에게 허락을 구하는 것을 가리켜 '동의'를 구한다고 해요. 키스하기 전에, 손을 잡기 전에, 포옹하기 전에 꼭 상대방의 **동의를 구해야 해요!** 이것이 상대방을 존중하는 태도죠. 다른 사람을 존중할 때 여러분은 멋진 사람이 됩니다.

상대방에게 동의를 구할 때 다음와 같이 간단히 질문해보세요.

키스하고 싶은데 해도 괜찮아?

안아봐도 돼?

볼에 키스해도 돼?

포옹해도 괜찮아?

우리 손잡을까?

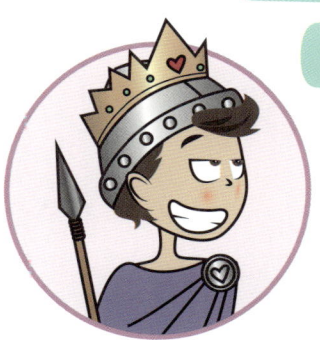

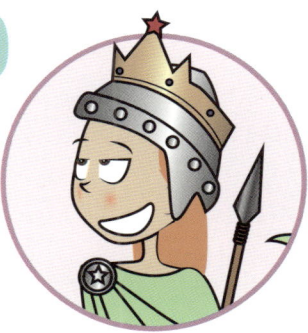

여러분이 이렇게 질문할 때 상대방은 다음과 같이 답할 거예요. 상대방이 좋다고 표현해야 동의를 한 거죠.

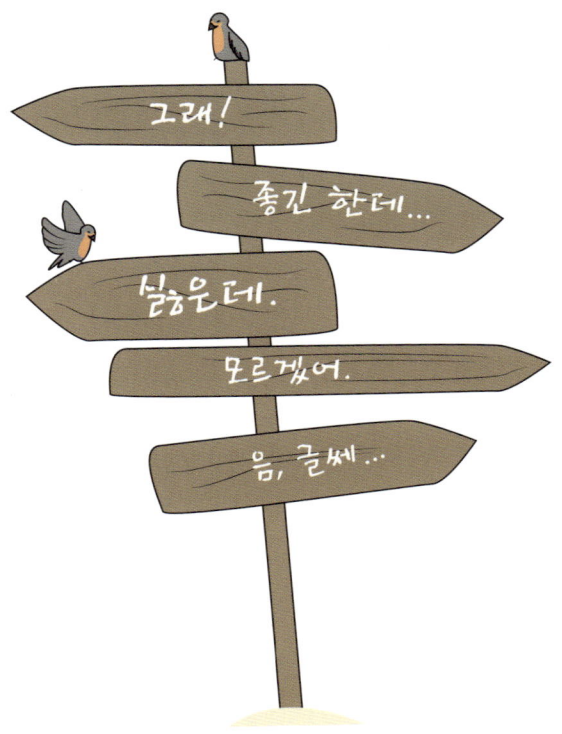

● 상대방이 주저하지 않고 유쾌하게 '그래'라고 하면 동의한 거예요. ✓

● '좋긴 한데', '글쎄', '모르겠어', '싫은데'라고 대답하면 상대방이 동의하지 않은 거예요. ⛔

● 상대방이 대답을 하지 않거나, 피하거나, 숨어도 동의하지 않은 거예요. ⛔

● 여러분이 너무 자주(그리고 오랫동안) 졸라서 상대방이 마지못해 그러자고 한 것도 동의가 아닙니다. ⛔

79 상대방이 볼 키스를 해도 좋다고 동의하지 않으면 평생 못 하나요?

절대 그렇지 않아요. 동의를 얻기까지 중요한 규칙 4가지가 있어요.

1. 매번 동의를 구해야 해요.

상대방이 월요일에 볼 키스를 받아주었다고 해서 화요일도 볼 키스를 받아준다는 뜻은 아니에요. 키스를 하고 싶다면 화요일에 다시 동의를 구해야 해요(그다음 날도 계속). 😊

2. 동의는 한 번에 한 가지에요.

상대방이 손을 잡아주었다고 해서 볼 키스도 받고 싶다는 뜻은 아니랍니다!

3. 연인이 되었다고 해서 무조건 무엇이든 동의하는 것이 아니에요!

아무리 남자친구 혹은 여자친구라고 해도 키스를 하거나 손을 잡기 전에는 괜찮냐고 물어봐야 해요!

4. 사람은 언제든 생각을 바꿀 수 있어요.

동의했다가 동의를 하지 않을 수도 있어요! 생각을 바꾸는 것은 괜찮아요!

이제 아셨죠? 동의는 존중의 문제라 매우 중요해요.
모든 인간관계(남자친구 혹은 여자친구, 우정, 학교, 가족)의 기본은 존중이에요.

80. 지금은 포옹을 하고 싶지 않은데 연인에게 어떻게 말하죠?

아무리 남자친구나 여자친구여도 키스나 포옹을 할 때, 손을 잡거나 그 밖에 신체를 만질 때는 먼저 여러분에게 동의하는지 물어봐야 해요.

우리 모두에게는 다음과 같은 권리가 있어요.

→ 키스나 포옹을 하고 싶지 않을 권리
→ 다른 사람들 앞에서 키스나 포옹을 하고 싶지 않을 권리.
→ 키스나 포옹을 좋아하지 않을 권리 (아무리 남자친구나 여자친구라 해도요.)
→ 때에 따라 포옹이나 키스를 받아주기도 하고 받아주지 않기도 할 권리!

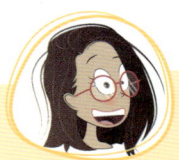

어느 때든 자유롭게 동의하거나 거절하거나 동의를 취소할 수 있어요. 이것이 중요해요. 상대방이 여러분을 만지려 할 때 거절했다고 해서 미안해하거나 죄책감을 가질 필요는 없어요. 나의 몸, 나의 선택!

상대를 배려하면서 거절하려면 이렇게 얘기해보세요.

> 널 많이 사랑하지만 포옹은 좀 그래.

> 아직 키스는 좀 그런데. 좀 더 나중에 하면 어떨까?

앞에 있는 상대방(남자친구나 여자친구, 혹은 다른 사람)이 여러분의 선택을 존중하지 않고 싫다고 했는데도 껴안으려고 한다면 **정상이 아니에요!**
얼른 믿을 만한 어른에게 말하세요.

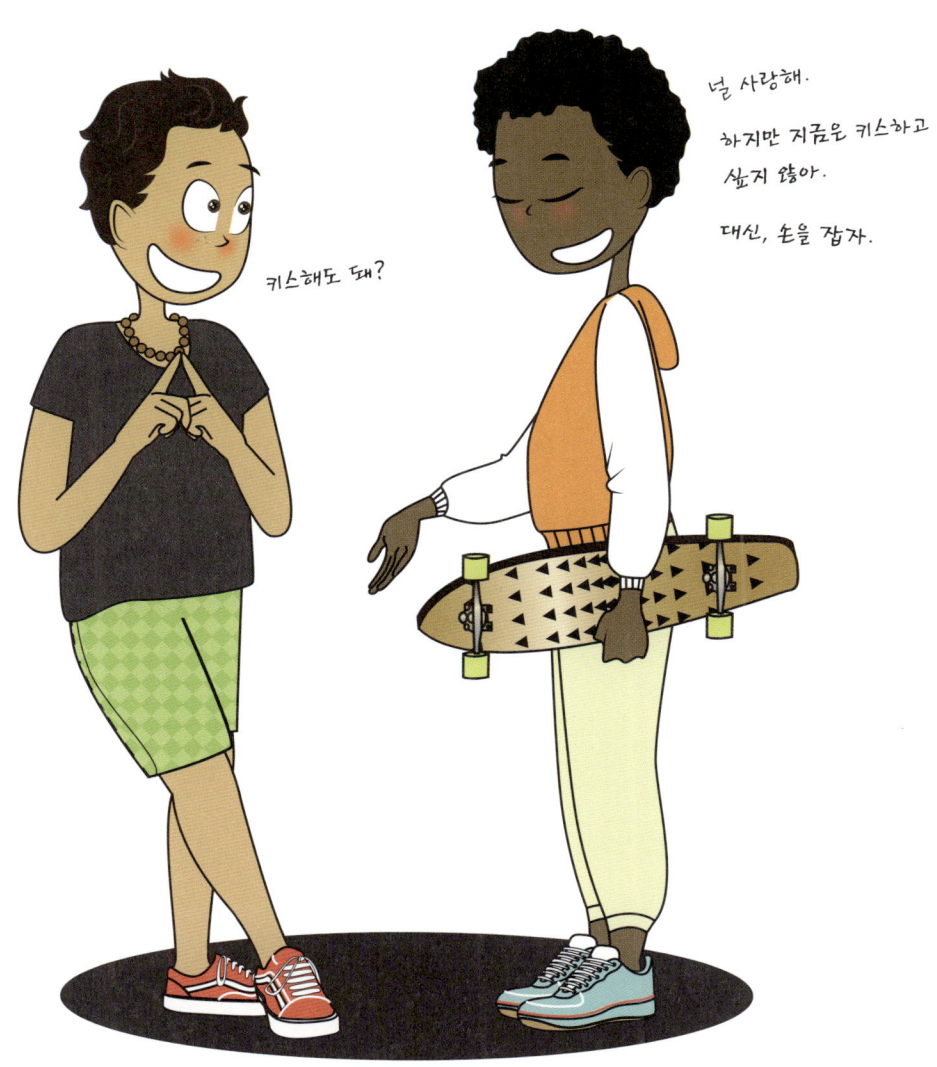

81 물어보지도 않고 키스나 포옹하는 사람은 어떻게 해야 하죠?

그 누구도 동의 없이 함부로 여러분에게 포옹이나 키스를 할 수는 없어요.
좀 더 넓게 이야기하면요,

> 그 누구도 동의 없이
> 여러분의 몸을 만질 수 없어요.

동의 없이 여러분의 몸에 손을 댈 수 있는 경우는 2가지뿐이에요.

● 안전을 위해
길을 걷고 있는데 갑자기 트럭이 빨리 지나갈 때. 부모님(혹은 다른 사람)이 여러분을 얼른 안고 인도 위로 데려갈 수 있어요.

● 건강을 위해
사고를 당했거나 아프거나 병원에 갈 때. 의료진이나 부모님은 검진을 위해 여러분의 몸을 만지거나 살펴야 합니다.

알고 있었나요?

어른이든 아이든 여러분의 동의를 구하지 않고 마음대로 신체 접촉을 하면(만지기, 포옹, 혹은 키스), 정상이 아니에요! 얼른 믿을 만한 어른에게 말하세요!

82 학교 화장실에서 성기를 보여주는 친구가 있는데 정말 싫어요.

모든 사람은 다른 사람의 몸이나 몸의 일부를 보고 싶지 않을 권리가 있어요. 부끄럽고 망측하니까요.

그 누구도 여러분의 동의 없이 자신의 은밀한 부위를 보여주어서는 안 됩니다.
부끄러워하는 여러분의 마음을 존중하는 것이 동의예요!
여러분이 별로 보고 싶지 않아 하는데 성기를 보여준다면, 분명하게 말하세요(네 성기, 보고 싶지 않아). 그리고 보고 싶지 않을 권리를 존중해달라고 하세요. 그래도 통하지 않으면 믿을 만한 어른에게 말하세요!

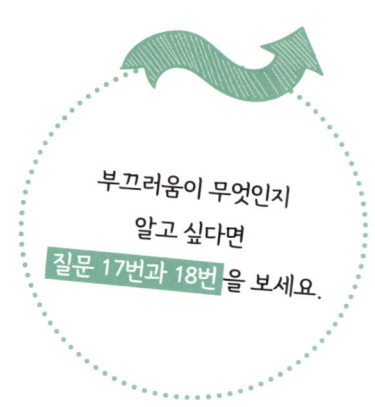

부끄러움이 무엇인지 알고 싶다면 질문 17번과 18번을 보세요.

83 아이가 어른과 야한 포옹을
해도 되나요?

프랑스에는 어린이를 보호하는 법이 있어요. 어린이와 어른 사이의 야한 포옹(즉, 성관계)도 이 법률에 의해 다뤄집니다.

● 15세 미만의 아이는 법적으로 어른과 성관계를 맺을 수 없어요. 어른이 아이와 성관계를 가지면 범죄이기 때문에, 법에 따라 감옥에 가거나 엄청난 벌금을 물 수 있습니다.●

15세 이상 청소년은 다른 법을 적용받습니다.

● 청소년이 동의했다면 어른과 성관계를 가질 수는 있습니다. 대신, 조건이 있습니다. 가족이 아닌 어른이어야 합니다. 또는 아이의 보호자인 어른(양부모, 선생님, 코치, 지도교사)이 아닌 어른이어야 합니다.

● 실제 생활에서든 인터넷이든 누군가가 다가와 성관계를 제안하거나 여러분의 개인 사진을 요구하면 얼른 부모님이나 믿을 만한 어른에게 말하세요. 큰 문제니까요!

성폭력 피해자를 위한
상담 및 신고센터에 전화를 거세요.

119 혹은 **3919.**●●

- 한국의 성적 동의 연령은 16세다. 그러나 한국에서는 20세 미만의 미성년자와 성관계를 가질 경우 법적으로 처벌받을 수 있다.
- ●● 한국에서는 한국청소년상담복지개발원, 한국성폭력상담소 등의 기관에 전화 상담을 요청할 수 있다.

84 어른이 되어 남자친구나 여자친구가 생기면 성관계를 꼭 해야 하나요?

연인 관계가 되었다고 해서 꼭 성관계를 할 필요는 없어요. 성관계를 하려면 두 사람 다 동의를 해야 합니다. 즉, 서로 성관계를 하고 싶고 두 사람 모두 흔쾌히 '그러자'고 해야 해요.

동의가 무엇인지 알고 싶다면 질문 77번과 78번을 보세요.

연인이라고 해도 각자 프라이버시가 있고 복잡한 부분이 있어요. 성관계는 사랑하는 사람이 서로 연결되는 하나의 방법일 뿐입니다.

연인이면 서로 마사지를 하거나, 같이 스포츠를 즐기거나, 손편지를 주고받거나, 함께 직업이나 예술이나 협회 관련 활동을 하거나 같이 콘서트장, 영화관 혹은 극장에 갈 수도 있어요. 같이 요리를 하거나 분위기 좋은 레스토랑에서 데이트를 즐길 수도 있죠.

알고 있었나요?

성관계를 많이 하는 연인도 있고 성관계를 거의 하지 않거나 아예 안 하는 연인도 있어요. 연인끼리의 성관계 빈도수는 그때그때 상황에 따라 달라져요. 두 사람이 적절한 균형을 찾아야 모두 행복해질 수 있어요. 이것이 가장 중요해요. ☺

> **85** 남자친구나 여자친구가 자꾸 만나고 싶어 해요, 그냥 끌려가야 하나요?

사랑하는 관계라고 해도 가장 먼저 존중해야 할 사람은 여러분 자신입니다! 다른 사람을 기쁘게 하기 전에, 스스로의 목소리에 귀를 기울이는 게 가장 중요해요.

🔴 남자친구나 여자친구보다는 친구들, 가족과 시간을 더 보내고 싶을 수도 있고, 여러분 혼자 시간을 더 보내고 싶을 수도 있습니다. 그렇다고 해서 여러분이 남자친구나 여자친구를 사랑하지 않는 것은 아니에요. 다양한 사람들과 골고루 시간을 보내고 싶고, 남자친구나 여자친구하고만 시간을 보내고 싶지는 않다는 뜻이죠.
사랑하는 사이라고 해서 항상 만나야 하는 것은 아니에요.
🔴 꼭 키스나 포옹을 해야 하는 것은 아니에요.
🔴 모든 것을 전부 이야기해야 하는 것은 아니에요.
🔴 상대방이 원한다고 해서 모든 것을 억지로 해야 하는 것은 아니에요!

프라이버시를 존중하는 것은 사랑하는 사이에도 적용됩니다. 남자친구나 여자친구가 여러분을 만나고 싶다면 먼저 여러분에게 동의를 구해야 합니다(여러분은 내키지 않으면 거절할 수 있어요). 😉

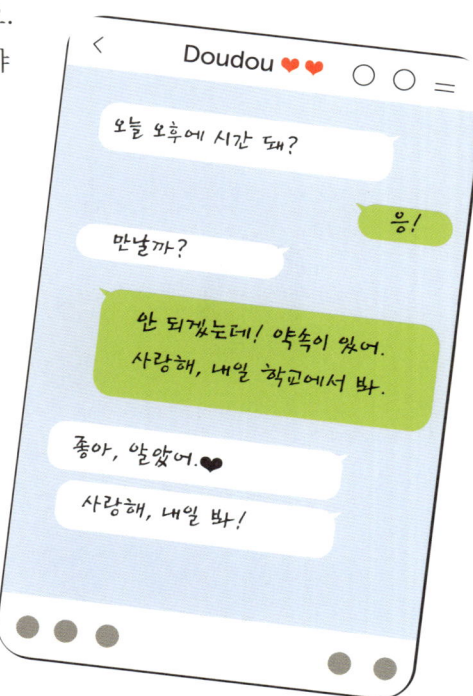

86 남자친구나 여자친구에게 제 일상을 모두 보고하거나 제 휴대폰을 보여주어야 하나요?

다시 한 번 말하지만 그 누구도 여러분에게 무엇을 하라고 강요할 수는 없어요. 아무리 남자친구 혹은 여자친구라도 말이죠! 계속 강요를 한다면 그 사람은 여러분을 존중하지 않는 거예요. 그럴 땐 분명하게 여러분의 의사를 표현해야 합니다.

남자친구나 여자친구가 좋은 사람이라면 여러분의 말에 귀를 기울일 거예요. 그러면 두 사람이 함께 서로를 존중하는 법을 찾아가는 거죠.

끝으로, 남자친구나 여자친구와의 관계가 위험할 때가 있어요.
- 원하지 않았는데 무엇인가를 해야 한다는 압박을 느낄 때
- 원하는 것, 원하지 않는 것을 솔직하게 표현하기 두려울 때(상처를 줄까 봐 혹은 이별할까 봐)
- 남자친구나 여자친구가 여러분이 하지 말라고 하는데 듣지 않을 때
- 남자친구나 여자친구가 계속 상처 되는 행동이나 말을 하거나 남들에게 여러분의 험담을 할 때

믿을 만한 어른에게 말하세요!
실제로 여러분이 '잘못된' 관계를 맺고 있는 것일지도 몰라요. 한 사람(혹은 둘 다)이 불편하거나 고통스러운 관계죠.

잘못된 관계를 맺으면 이를 알아차리고 벗어나기 힘들 때가 있어요. 그때는 꼭 주변에 도움을 구하세요! 도움을 구한다고 약한 사람이 되는 것은 아니랍니다. 오히려 존엄성, 자기 존중, 자아를 되찾기 위해 싸우는 강한 사람인 것이죠.

7장
사랑과 성 그리고 기쁨

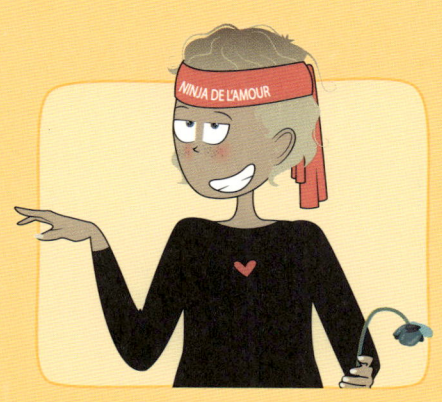

부모님들께

그렇습니다. 이번 7장의 제목은 '사랑과 성 그리고 기쁨'이에요. 그런데 이상하네요, 이번 장을 함께 해주어야 할 부모님들이 보이지 않는 것 같아요! 설마 이번 장은 건너뛰기로 하신 건 아니죠? 😊
자녀가 '성관계'나 '사랑'에 대한 이야기를 먼저 꺼낸다는 것은 이미 무엇인가를 알고 있고 그것을 확인하고 싶어서일 때가 많습니다. 혹은 자녀가 이미 들은 이야기가 있어서(예를 들어 운동장에서) 궁금한 것을 알기 쉽게 알려달라는 의도일 수도 있어요. 툭 터놓고 이야기하기 모호한 주제일수록 그만큼 중요한 이야기일 때가 많죠!

> 아이가 어떤 말을 꺼내더라도 놀라지 마세요!

성에 대해 어디까지 이야기해주어야 할까요?

자녀가 두세 살이 되면 부모님 사이에 특별한 관계가 있다는 것을 알게 됩니다. 부모님처럼 특별한 관계가 키스를 한다는 것도 어렴풋이 이해하게 되죠. 아이는 부모님이 하는 행동이 사랑하는 사람끼리 나누는 스킨십이라는 것을 알게 됩니다.

자녀가 5~6세가 되면 이때부터 '사랑' 하면 떠올리는 이미지가 조금씩 달라집니다. 사랑을 생각하면 옷을 벗고 엉켜 있는 두 사람의 몸을 상상합니다. 청소년이 되면 두 사람이 옷을 벗고 나누는 행위를 떠올립니다.
그러니까, 자녀가 '사랑을 나누는 것' 혹은 '성관계'가 무엇이냐고 물으면 맨 먼저 해야 할 일이 있어요. 이렇게 되묻는 거죠. "넌, 그게 뭔지 아니?"
"넌, 그게 뭔지 아니?"라고 물으면 자녀가 어느 정도의 정보를 가지고 있는지, 그 주제를 다룰 수 있을 정도로 성숙한지 여부를 알 수 있습니다. 자녀의 수준에 맞게 이야기를 어디까지 자세하게 할지 조절할 수 있어요.

그런 다음 자녀에게 이번 7장을 함께 보자고 해보세요. 이번 장에서는 사랑과 성관계의 개념을 단계적으로 설명합니다. 자녀의 심리·애정 발달에 안 좋은 영향을 끼칠 수 있는 편견이나 헛소문은 바로 잡아주되 존중하는 방식으로 다룹니다.

두려움을 넘어서

부모가 당황하거나 우물쭈물하는 모습을 보이면 자녀와 솔직하게 성관계에 대한 이야기를 할 수 없습니다. 이번 장에서는 부모가 느끼는 두려움이 무엇인지 정리해보려고 합니다. 그리고 그 두려움을 어떻게 달랠 수 있는지 살펴볼 거예요.

✓ **첫 번째 두려움은 성관계에 대한 이야기를 하면 자녀에게 성관계를 해도 좋다는 암시를 심어줄 거라는 생각입니다.**
전 대륙을 대상으로 한 수십 건의 연구 결과, 오히려 부모가 자녀와 성관계 이야기를 나눌수록 자녀의 첫 경험이 늦어지는 것으로 나타났습니다. 실제로 성관계를 주제로 자녀와 격의 없이 소통할수록 아이들이 위험한 시도를 통해 혼자서 성관계를 알아가는 일이 적었습니다.
또한 같은 연구에 따르면, 부모와 성관계 이야기를 나누는 아이와 청소년일수록 원치 않는 임신과 성폭력에 노출되는 비율이 더 적었습니다.

한 문장으로 정리할게요.

> 자녀와 성관계에 대한 이야기를 나누는 것이
> 자녀를 보호하는 길입니다!

또한 이번 장에서는 아이들에게 성적 동의 연령에 대해 더 구체적으로 들려줄 것입니다. 성적 동의 연령이 15세로 정해진 데에는 이유가 있습니다.• 성관계를 하려면 하고 싶다

• 성적 동의 연령은 나라마다 다르다. 한국은 16세, 영국이나 미국의 많은 주도 16세로 설정되어 있고, 독일이나 이탈리아는 14세다.

는 성욕이 있어야 합니다. 성욕은 사춘기 때 성호르몬이 분비되면서 생기지요. 따라서 15세 미만의 아이는 성관계에 동의할 수 있는 연령이 아니라고 법이 판단한 것이지요.

✓ **두 번째 두려움은 성관계에 대한 이야기를 많이 할수록 자녀의 호기심을 부추기게 될 거라는 생각입니다.**

부모 입장에서 이는 충분히 두려울 수 있어요. 성관계 이야기를 빈번하게 하거나 자녀에게 적절하지 않은 대답을 하고 싶지 않다면 자녀가 얼마나 성숙한지, 자녀가 어느 정도의 정보를 원하는지 알아야 합니다.

이 책은 의사 및 아동 정신의학자 등 의료 전문가들이 참여해 아이와 미성년자의 눈높이에서 제대로 성관계를 다룹니다.

먼저, 성관계와 TV 드라마를 혼동하면 안 됩니다. 부상을 입지 않고 마라톤 하는 법을 설명하려면 어떻게 해야 할까요? 버섯으로 맛있는 리조또를 만들려면? 꽃이 활짝 피게 정원을 가꾸려면? 일단 설명하는 사람이 충분한 정보를 가지고 있어야 합니다. 그리고 충분히 알려주어야 하죠.

성관계도 마찬가지예요!

건강하고 종합적인 정보가 아이의 심리와 감정에 맞게 잘 전달되면 아이는 제대로 알게 됩니다. 그러면 안전하게 성을 탐구할 수 있게 되지요. 자신도 보호하고 다른 사람도 보호할 줄 알면서 말이죠.

✓ **세 번째 두려움은 자녀가 온라인으로 포르노를 접하는 것입니다.**

초등학생 때부터 아이가 스마트폰을 접하게 되니 부모 입장에서는 두렵지요.

하지만 자녀가 성관계에 대해 질문할 때 부모가 이야기하기를 회피하면 자녀는 어디서 답을 찾으려 할까요?

반 친구들, 그리고 인터넷에서예요!

아이가 인터넷에서 정보를 찾는 것이 두려우시죠?(인터넷에서 '성관계'를 검색하면 어떤 사이트가 나오는지는 상상에 맡기겠습니다.) 이런 일을 피하려면 자녀와 성관계에 대해 건강하고 지적인 대화를 하는 것이 가장 좋습니다. 그러면 자녀에게 여러분은 믿을 만한 어른이 되죠. 아이 입장에서는 성관계에 대해 편하게 질문을 할 수 있는 어른이 됩니다.

이번 장에서는 포르노도 다룰 거예요. 프랑스에서는 포르노를 처음 접하는 나이가 평균 12세라고 합니다. 아이들 가운데 절반이 12세 전에 포르노를 봤다는 뜻이에요. 그러니 성관계에 대해서 금기시하기보다는 터놓고 이야기하는 것이 좋아요.

✓ 네 번째 두려움은 부모의 프라이버시가 드러나는 일입니다.
너무 걱정할 필요 없습니다! 일반적인 성관계에 대해 이야기하는 것이지, 부모인 여러분의 성관계 이야기를 하는 것이 아니니까요. 침실에서 일어나는 일은 부부만 알고 있으면 됩니다. 자녀에게 부모의 성생활 현실을 알려주지 않는 것이 자녀를 보호하는 길입니다. 만약 자녀가 부모인 여러분의 성생활이나 부부관계에 대해 질문하면 바로 이렇게 말하세요. "이건 내 프라이버시라 말하기 싫은데." 이렇게 하면 자녀에게 개인 프라이버시를 어떻게 지켜야 하는지 보여주게 됩니다.

✓ 다섯 번째 두려움은 자녀의 프라이버시를 건드리게 되는 일입니다.
자녀로부터 여러분의 프라이버시가 침해를 당하면 안 되듯이, 부모라도 자녀의 프라이버시를 침해해서는 안 됩니다. 이때 도움이 되는 것이 존중하는 질문 태도입니다.
자녀가 프라이버시와 관계된 주제(특히 건강이나 성)에 대해 털어놓는다면 이렇게 물어보세요. "그 문제에 대해 이야기하고 싶니?" 자녀에게 억지로 이야기할 필요는 없다고 말해주세요.
이제 두려움이 조금 가라앉았나요? 아직도 두려우세요?
너무 걱정하지 않아도 됩니다. 제가 손을 잡아드릴게요(동의해주시면요).

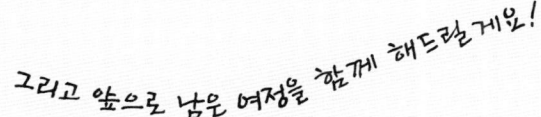

그리고 앞으로 남은 여정을 함께 해드릴게요!

87 '사랑을 나눈다'는 것이 무엇이죠?

사랑을 나누는 것 은 어른 두 명이 서로 동의해서 서로의 은밀한 부분을 함께하는 순간이에요. 서로 사랑하면 말과 행동으로 사랑을 표현하고 싶을 때가 많죠. 아주 부드러운 말과 행동이어서, 서로가 서로에게 기쁨을 가져다준답니다.

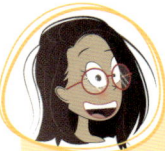

알고 있었나요?

모든 사람은 사랑을 주고받으며 돈독한 관계를 쌓고 싶어 합니다. 사람은 사회적 동물이기 때문이죠.

아기는 태어날 때부터 포옹과 마사지에 반응해요. 그리고 말을 거는 사람, 웃어주는 사람, 함께 놀아주는 사람에게 반응을 보입니다.

아기가 자라서 어린이가 되면 말과 행동으로 자신의 감정을 전하고 표현합니다.

사랑을 느끼면 상대에게 그 마음을 표현하려고 합니다.

사랑에 대해 알고 싶다면 질문 63번과 64번을 다시 보세요.

사랑을 표현하는 방법에는 어느 것이 더 낫다는 기준이 없습니다. 상대방을 존중하면서 말하고 행동하는지, 정말로 함께하는지가 가장 중요하죠.

청소년은 남자친구나 여자친구의 손을 잡거나, 껴안거나, 키스를 하며 사랑을 표현할 수 있어요.

어른은 애정이나 사랑을 표현하는 다른 방법을 더 많이 알고 있습니다. 그중 하나가 성관계를 갖는 거예요.

88 부모님은 사랑을 나누나요?

예, 부모님은 사랑을 나눕니다. 하지만 부모님의 성관계에 관한 것은 프라이버시라 더 자세히는 말할 수 없습니다. 부모님의 성관계는 부모님 두 분만의 일이에요. 여러분의 성관계가 여러분만의 일인 것처럼요.

만약 여러분이 자신의 성관계에 대해 궁금한 것이 있다면 여러분의 프라이버시를 침해하지 않는 선에서 좋은 답을 드리기 위해 최선을 다할 겁니다.

89 언제 사랑을 나눌 수 있나요?

프랑스에서는 법적으로 15세가 되면 사랑을 나눌 수 있어요.

15세 이전은 아직 어린아이라서 자신과 다른 사람에 대해 충분히 알지 못하기 때문에, 안전하게 동의를 하면서 사랑을 나눌 수 있는 나이가 아니랍니다.

> 기억하세요. 아무도 여러분에게 성관계를 강요할 수 없습니다. 자신의 몸은 자신의 것이고 오직 스스로만이 자신이 하고 싶은 것을 결정할 수 있어요. 나의 몸, 나의 선택!

그런데 15세는 사랑을 나눌 수 있는 첫 나이라는 것이지 꼭 사랑을 나누어야 하는 나이란 뜻은 아니에요. 15세부터 성관계를 알게 되는 사람들도 있지만, 훨씬 나중에 성관계를 알게 되는 사람들도 있어요. 실제로 성관계는 지극히 개인적인 문제입니다. 사람마다 자라는 속도가 모두 다르잖아요. 그래서 언제 성관계를 해야 한다는 정해진 규칙은 없습니다!

이다음에 자라면 **언제 누구와 사랑을 나눌지** 여러분이 결정하게 될 거예요.

90 나 자신과 사랑할 수 있나요?

스스로에게 가장 최고의 기쁨을 줄 수 있는 것은 **바로 나 자신입니다!**

자신과 사랑을 나누는 것을 '자위행위'라고 하는데요.

모든 포유동물이 실제로 하는 자연스러운 행동입니다. 자위행위를 통해 자신의 몸을 더 깊이 알아가고 탐험할 수 있어요.

일종의 자기 자신과의 만남이라고 할 수 있죠. 결코 더럽거나 역겨운 행동이 아니에요.

그러니 자위행위를 부끄러워하거나 괜한 죄책감을 갖지 않아도 됩니다.

여러분이 어떤 성별이든, 어떤 성기를 가지고 있든(음경이든 외음부든) 자신의 몸을 만지고 기쁨을 느끼고 싶어지는 때가 올 거예요. 그럴 땐 자위행위를 즐겨도 됩니다.

중요한 것은 하나뿐이에요. 자위행위를 할 때는 나와 다른 사람의 프라이버시를 보호해야 한다는 것이죠. 그러니 꼭 조용한 곳에서 혼자 즐기세요.

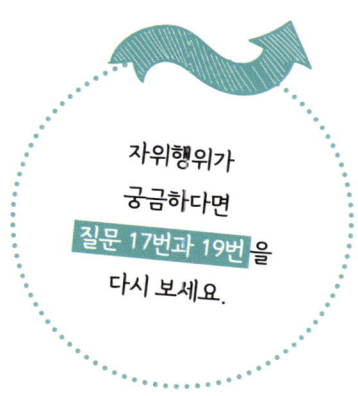

자위행위가 궁금하다면 질문 17번과 19번을 다시 보세요.

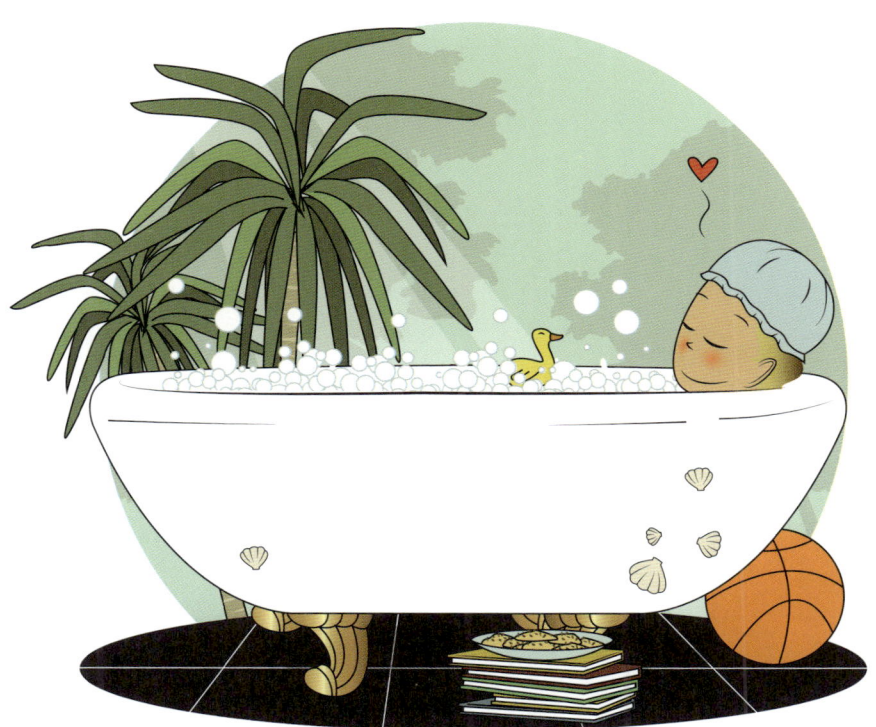

91 다른 사람들이 키스하고 껴안는 모습이 보기 싫어요. 정상인가요?

사랑에 빠진 사람들은 항상 키스하고 껴안고 싶어 해요. 서로에게 애정을 표현하고 싶은 거죠. 주변에 사람들이 있어도요! 너무 감정에 흠뻑 빠져서 그래요. 이런!

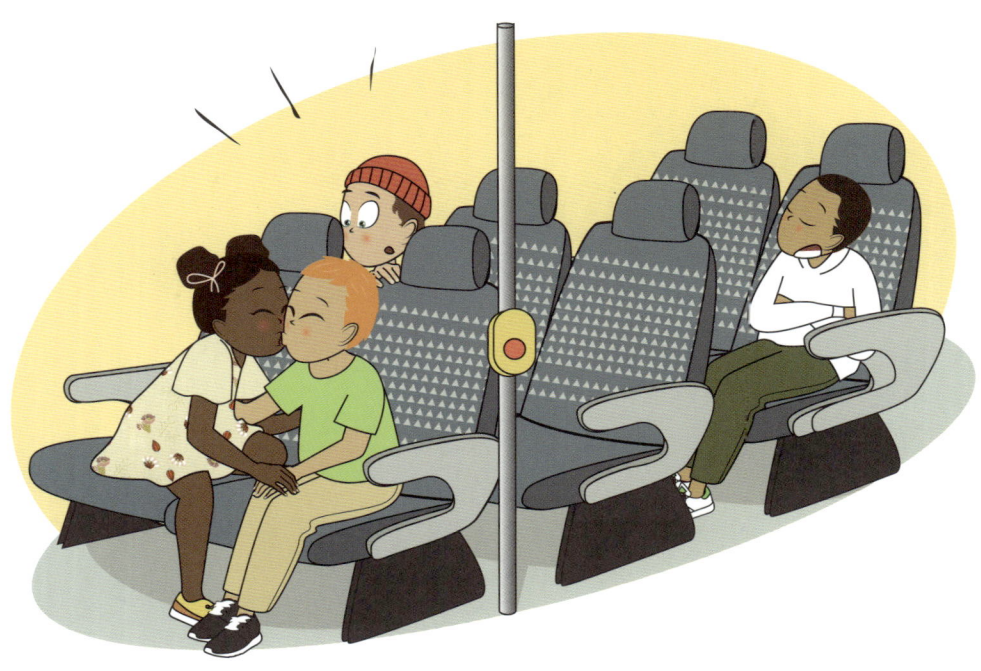

공공장소에서 다른 사람들의 지나친 애정 행위가 불편하다면 예의 바르게 당사자들에게 알려주세요. 우리에게는 자신의 프라이버시를 침해받지 않을 권리가 있습니다. 만약 저런 모습을 보는 게 불편하지 않다면 그냥 내버려두는 것도 전혀 문제없습니다!

지나친 애정 행위에 눈살이 찌푸려지면 '나는 절대 저렇게 하지 말아야지' 하고 생각할 수 있어요. 아직 그만큼 여러분이 키스와 포옹 같은 애정 행위에 준비가 안 되었다는 뜻이죠. 괜찮아요. 급할 건 전혀 없으니까요. 각자 자신의 속도대로 가면 됩니다. 키스와 포옹을 하고 싶은 상대를 아직 못 찾았다면 이런 애정 행위가 아주 이상하게 보일 수 있어요.

모든 사람이 다 같은 것을 좋아하지는 않아요. 그 누구도 여러분에게 키스(혹은 다른 스킨십들)를 좋아하라고 강요할 수는 없어요. 여러분이 이런 문제로 평가를 받을 필요도 없고요. 마찬가지로, 여러분이 보기에 별로 탐탁지 않은 행동을 한다고 해서 다른 사람들을 함부로 평가하지 않는 것이 좋습니다.

92. 여자끼리 혹은 남자끼리 사랑을 나눌 수 있나요?

사랑에 빠지는 것은 우연이라고 하죠.

그래서 상대방의 성별이 무엇이든 누군가에게 마음이 끌리거나 사랑하는 감정을 품을 수 있어요.

마찬가지로, 사랑을 나누는 행위 또한 성별에 관계없이 할 수 있습니다. 단, 두 사람이 서로 동의한다면 말이죠. 예를 들어서 여자 두 명이 사랑을 나누거나 남자 두 명이 사랑을 나눌 수 있어요. 사랑의 형태는 다양하니까요.

> 이 주제를 더 탐구하고 싶다면 질문 72번과 73번을 다시 보세요.

93 키스는 어떻게 하는 거예요?

우리는 태어난 순간부터 친밀함이 담긴 뽀뽀를 받아요. 아주 어릴 때부터 뽀뽀하는 법을 배우죠. 그런데 이 질문은 그런 뽀뽀를 묻는 게 아닌 것 같군요. 😉

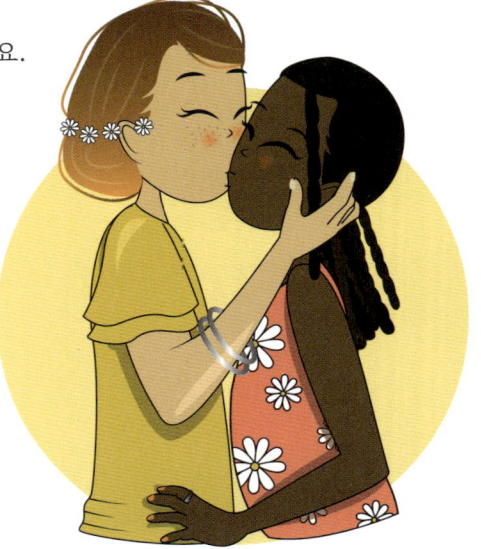

키스는 어떻게 하나요? 처음이라면요?
잘 따라와보세요. 우선은 키스하고 싶은 상대가 키스를 받겠다고 동의해야 해요.

사랑의 감정을 표현하는 키스는 대체로 입술에 할 때가 많아요. 여러분의 입술을 상대방의 입술에 갖다 댄 다음 살살 비벼요. 여러분의 입술로 상대방의 혀를 살살 애무해요. 여러분의 혀로 상대방의 혀를 살살 애무해요. 겁이 나고 복잡해 보이지만 키스하는 방법이 따로 정해져 있는 것은 아니에요. 보통은 키스를 시작하는 것이 가장 어렵죠. 키스하고 싶은 사람이 있고 키스를 할 준비가 되었다면 자신을 믿고 서로의 목소리에 귀를 기울이세요.

탐험하고, 노력하고, 실수도 해보고 다시 노력하다 보면 서로에게 큰 기쁨을 주는 두 사람만의 키스 방법을 찾게 될 겁니다.

비록 순간이지만 사랑하는 사람의 몸과 하나가 될 수 있다는 것이 키스가 주는 즐거움이에요. 두 사람의 몸이 마주 닿은 입술로 연결되는 것이죠.

94. 데이트를 하면 꼭 키스를 해야 하나요?

사람마다, 연인마다 데이트를 하는 방식은 다 달라요.

서로 편지를 쓰거나, 사랑이 담긴 문자를 주고받으며 데이트하는 연인이 있어요. 교실이나 학교 식당에서 옆에 앉아 손을 잡거나, 같이 영화관이나 극장을 찾아 데이트를 즐기는 연인도 있고요. 데이트를 한다고 해서 상대와 무조건 키스를 해야 한다는 법은 없습니다.

또한 혀로 하는 키스는 너무 친밀하다 못해 징그럽다고 생각하는 사람들도 있습니다. 반대로 키스는 자연스러운 애정 행위이므로 전혀 징그럽지 않다고 생각하는 사람들도 있지요!

싫은데 억지로 할 필요는 전혀 없습니다. 다른 사람에게 무엇을 하라고 강요해서도 안 되고요. 아무리 데이트를 하고 사랑하는 사이여도 그래요! 여러분이 하고 싶은 것과 하고 싶지 않은 것이 무엇인지 마음의 소리에 귀를 기울이세요. 그리고 이것을 데이트하는 상대에게 알려주세요. 키스를 할 때 데이트 상대에게 꼭 동의를 구하고요. 그것이 가장 중요해요.

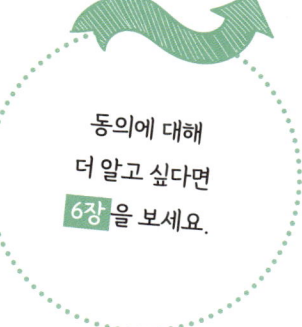

동의에 대해 더 알고 싶다면 6장을 보세요.

95 '성관계를 갖는다'는 것이 뭐예요?

성관계를 갖는다는 것은 '사랑을 나눈다'는 뜻이기도 해요. 다른 사람과 지극히 친밀한 순간을 가지며 기쁨을 나누는 행위입니다.

성관계를 하려면 두 사람이 서로 동의를 해야 하고, 성관계를 할 수 있는 최소한의 나이여야 해요(프랑스에서는 15세부터 성관계를 가질 수 있습니다).●

성관계는 어떻게 이루어지나요?

두 사람이 서로를 원해서 성관계를 가지려면 다음과 같은 과정을 거쳐요.

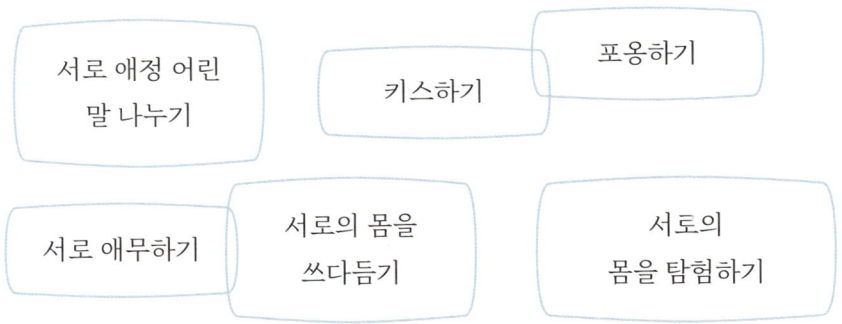

따라서 성관계를 갖는다는 건 서로가 서로의 몸을 발견하는 순간이자 서로를 더 깊이 알아가는 경험이에요.

성관계를 가질 때는 대개는 두 사람이 옷을 벗는답니다. 그래야 친밀감이 높아지고 서로의 몸을 탐험할 수 있어요. 자신의 벗은 몸을 보여주고 자신을 있는 그대로 드러내는 것이 결코 쉬운 일은 아닙니다. 각자 편하게 느껴지는 속도와 방식이 있어요(옷을 조금 걸치고 있다든지, 이불 속에 들어가 있다든지, 불을 켜놓고 눕는다든지, 음악을 틀어놓는다든지).

● 한국의 성적 동의 연령은 16세다.

96 몇 살 때부터 사랑을
나눌 수 있어요?

살아가다 보면 처음 겪는 일이 많죠. 처음으로 치아가 자란 날, 처음으로 걸음마에 성공한 날…. 누구나 자신만의 속도가 있습니다. 사랑을 나누는 것도 마찬가지입니다.

성관계 동의 연령부터는 원한다면 성관계를 가질 수 있어요.

하지만 15세는 성관계를 할 수 있는 최소한의 나이라는 것이지, **꼭 성관계를 해야 하는 나이란 뜻은 아니에요!** 15세에 첫 경험을 하는 사람들도 있고 20세, 25세, 그보다 훨씬 더 많은 나이에 첫 경험을 하는 사람들도 있어요.

자신의 마음에 귀를 기울이는 것, 첫 경험을 할 준비가 될 때까지 기다리는 것, 아주 친밀한 순간을 함께 나누고 싶은 믿을 수 있는 사람을 선택하는 것. 이것이 가장 중요합니다.

알고 있었나요?

가끔은 성관계를 해야 할 것 같은 압박감을 느낄 때가 있어요 (이미 경험한 친구가 있으니까, 상대방이 기뻐할 것 같아서).

하지만 자신의 몸은 자신의 것입니다. 그 누구도 여러분에게 성관계를 강요하거나 성관계를 해야 한다고 압박을 줄 수는 없어요. 모든 인간관계의 기본은 동의입니다.

97 사랑은 어떻게 나누나요?

사랑을 나누는 방법은 한 가지가 아니라 여러 가지예요. 두 사람이 사랑을 나누면 새롭게 연결되는 방식이 만들어져요. 새로운 친밀한 춤처럼요. '사랑을 나누는' 행동에는 몇 가지 과정과 유형이 있어요.

- **키스** : 두 사람이 입술을 사용해 서로 사랑하는 마음을 표현해요.
- **쓰다듬기** : 두 사람이 서로의 몸을 쓰다듬고 주물러요.
- **애무** : 두 사람이 손으로 상대방의 은밀한 부위를 만져 자극해요.
- **구강성교** : 두 사람이 입술을 사용해 상대방의 은밀한 부위를 건드려 자극해요.
- **삽입 성관계** : 두 사람이 몸이나 도구를 사용해 상대방의 은밀한 부위에 들어가요.

사랑을 나누는 방법에는 한 가지 규칙만 있지 않아요. 어떻게 사랑을 나누든 존중, 동의, 상대방에 대한 예의가 있으면 됩니다. 그리고 성관계 행위에는 어느 것이 더 낫다 하는 우열이 없습니다. 예를 들면, 사랑을 나눈다고 해서 반드시 삽입 성관계를 해야 하는 것은 아니에요. 삽입 성관계가 다른 애정 행위보다 더 중요한 것도 아니고요.

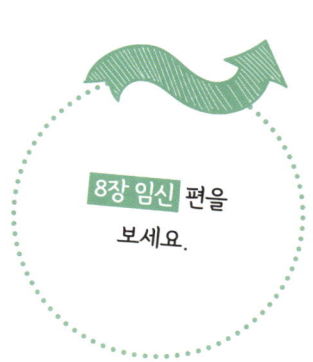

8장 임신 편을 보세요.

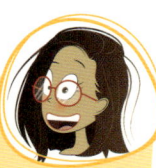

알고 있었나요?

사랑을 나누는 것은 단순히 아기를 만드는 생물학적 과정이 아니에요. 아기를 만들고 낳는 것은 본능적인 행위이지만, 사랑을 나누는 것은 배워가는 행위예요. 이 아름다운 순간을 나누는 상대방과 함께 서로를 발견하고, 경험하고, 맞춰가는 행위죠.

98 너무나 사랑하지만 성관계를 갖고 싶지는 않은데, 정상인가요?

예!! 누군가를 향해 키우는 감정(사랑이나 다른 감정)과 성적인 끌림은 달라요.

예를 들어, 잘 모르는 사람인데 외모가 끌리거나 성적으로 호감이 가기도 해요(배우나 가수 등)! 그리고 누군가를 사랑하고 그 사람이 멋지다고 생각하지만 몸을 만지고 싶다든지 성관계를 하고 싶다든지 하는 마음은 들지 않기도 하고요.

사랑에 빠졌어도 그 누구에게도 성적으로 그다지 끌리지 않거나 전혀 끌리지 않는 사람이 있어요. 이런 현상을 무성애라고 해요. 무성애는 병도 아니고, 문제도 아니에요. 그저 여러 성적 취향 중 하나일 뿐이에요. 질문 73번에서 다룬 '작은 사랑 사전'을 보세요.

만일 무성애자라면 사랑하는 상대에게 얼른 말하세요. 그래야 서로에게 좋은 방법을 찾고 서로 동의할 수 있는 친근한 순간을 만들 수 있답니다.

99 기쁨을 주려면 어떻게 하면 되나요?

일상에서 기쁨을 느낄 때가 언제인가요?

> 멋진 풍경이나 해가 지는 장면을 볼 때?

> 좋아하는 음악을 들을 때? 감미로운 향기를 맡을 때?

> 좋아하는 음식을 먹을 때? 등 마사지를 받을 때?

우리는 오감을 가지고 있어서 기쁨을 느낄 수 있어요. **오감의 이름을 아나요?**

기쁨을 주고받으려면 자극을 발견해야 해요(시각, 촉각, 후각, 미각, 청각). 자극이 있어야 상대방에게 기쁨을 주고 같이 기쁨을 느낄 수 있어요.

예를 들어볼게요. 감미로운 말을 들을 때, 상대방의 몸을 만질 때, 몸의 어느 부위를 마사지받거나 애무받을 때, 상대방의 몸을 맛볼 때 기쁨을 느낄 수 있습니다. 여러 가지 감각을 이용하면 더 즐거운 순간을 만들어갈 수 있습니다.

알고 있었나요?

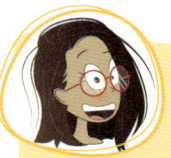

사람마다 몸의 감각이 다르고 반응하는 자극도 달라요. 따라서 상대방에게 어떤 때 기쁜지 물어보세요. 그리고 동의를 얻어 상대방의 몸을 탐험해보세요.

100 오르가슴이 뭐예요?

오르가슴은 성적 자극을 받아 강력한 기쁨을 분출하는 신체의 한 반응입니다. 사랑을 나눌 때나 자위행위를 할 때 찾아오죠.

사람마다 오르가슴을 경험하는 방식이 달라요. 강렬한 오르가슴도 있고 강도가 약한 오르가슴도 있어요.
몇십 초 동안 이어지는 오르가슴이 있고 몇 초 내로 끝나는 짧은 오르가슴도 있어요. 잠을 자고 싶어지는 사람이 있고, 반대로 최대한의 에너지를 분출하고 싶어지는 사람도 있어요.

알고 있었나요?

오르가슴은 심지어 자는 중에도 경험할 수 있습니다. 이를 '야행성 오르가슴'이라고 하는데, 깊은 잠을 잘 때, 꿈을 꿀 때 발생합니다. 잠을 잘 때 신체는 움직임이 둔화되지만 뇌는 활성화됩니다. 때때로 우리는 잠에서 깰 때 꿈을 기억하는 것처럼 오르가슴을 기억하기도 합니다. 오르가슴이 잠을 깨우기도 하고요.

오르가슴을 느끼면 주로 다음과 같은 신체 반응이 일어나요.
- 몸의 여러 곳에서, 특히 골반 부분(치골에서 항문까지)의 근육이 수축합니다.
- 편안하고 나른한 기분이 듭니다.
- 갑자기 목소리가 툭 튀어나옵니다(외침, 신음 소리, 기뻐서 헐떡이는 소리)

오르가슴을 느끼면 몸에서 여러 가지 반응이 갑자기 나타납니다. 특히 처음에는요. 자연스러운 반응이니 부끄러워할 필요 없어요.

오르가슴을 느끼면 뇌에서 여러 가지 호르몬이 분비됩니다.

- 엔도르핀 (편안함과 나른함을 느끼는 호르몬)
- 옥시토신 (애착을 느끼는 호르몬)
- 세로토닌과 도파민 (기쁨을 느끼는 호르몬)
- 아드레날린과 노르아드레날린 (심장 박동을 빠르게 하고 조절하는 호르몬) 등.

알고 있었나요?

오르가슴이 사랑을 나누는 행위나 자위행위의 목적은 아니에요. 오르가슴이 느껴지면 좋은 것이고, 오르가슴이 느껴지지 않아도 상관없어요. 상대방 혹은 나 자신과 기쁨과 친밀함이 있는 순간을 나누는 것이 가장 중요합니다!

101 사랑을 나눌 때 상대를 아프게 하나요?

사랑을 나누는 것은 즐거운 경험입니다. 성적으로 성숙한 두 사람이 서로 동의해 기쁨을 함께 만들어가는 순간이니까요.

따라서 사랑을 나눌 때 상대를 아프게 하지는 않습니다.

하지만 이전 질문에서 설명했듯이, 몸이 자극을 받고 기쁨을 느끼면 여러 가지 반응이 갑자기 나타날 수 있어요. 예를 들어 목소리가 튀어나오기도 하고(외침, 신음), 몸이 경직되기도 하고(근육 수축, 움찔함), 강한 감각(떨림, 편안함, 흥분)이 일어날 수도 있어요. 성적 동의 연령이 된 두 사람이 동의해서 사랑을 나눌 때 소리를 지르기도 해요. 너무 기뻐서 나오는 신체 반응입니다. 어른들은 다른 사람들의 프라이버시에 방해가 될까 봐 사랑을 나눌 때 소리를 내지 않으려 하지만, 항상 이렇게 할 수 있는 것은 아니에요!

알고 있었나요?

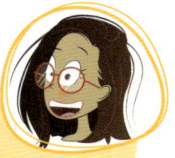

그런데 사랑을 나눌 때 고통을 느끼는 사람도 있어요. 만약 사랑을 나눌 때 고통을 느낀다면 의사에게 상담을 받는 것이 좋아요. 해결 방법을 찾는 것이죠. 고통은 몸이 보내는 경고예요. 몸의 소리를 듣는 것이 중요합니다.

102 사랑을 나누면 병을 옮기나요?

두 사람이 사랑을 나누면 서로의 몸을 만지고 키스합니다. 그 과정에서 체액과 점액을 서로 나눕니다.

예를 들어 두 사람이 키스를 하면 입의 점액과 침이 섞이는데, 그러면 좋든 나쁘든 박테리아와 바이러스를 나누게 되죠.

박테리아와 바이러스는 종류가 다양해서 때로는 가벼운 병을, 때로는 심각한 병과 건강을 위협하는 병을 일으킵니다. 특히 사랑을 나눌 때 박테리아와 바이러스 때문에 성병에 걸리기도 하죠.

다른 병과 마찬가지로 성병도 예방할 수 있어요. 콘돔(음경 위에 끼우는 것), 루프(질 속에 넣는 것), 덴탈 댐(입의 점막, 질의 점막, 항문 점막 사이에서 박테리아가 이동하지 못하게 막는 얇은 고무막)을 사용하는 것이죠.

사랑을 나눌 때 이런 보호 장치를 사용해야 성병에 옮거나 옮기지 않을 수 있어요!

두 사람의 건강을 위해 성병 검사 를 받아보는 것도 좋아요. 성병 바이러스를 지니고 있는지 검사해보면 미리 성병을 예방할 수 있으니까요.

알고 있었나요?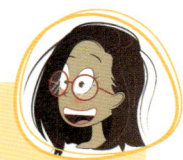

박테리아 때문에 생기는 성병도 있고 바이러스 때문에 생기는 성병도 있어요. 인체유두종바이러스(HPV)가 그렇습니다. HPV는 자궁경부암을 일으킵니다. 프랑스에서는 자궁경부암으로 매년 1,000명이 목숨을 잃습니다. HPV는 다른 암도 일으키고 성기 사마귀를 일으키기도 해요. HPV는 성관계 때 옮습니다.

좋은 소식은 프랑스에서는 11세에서 14세 사이에 성별 관계없이 HPV 예방 백신을 맞을 수 있습니다. 15세에서 19세 사이에 또 맞을 수 있어요.●

● 한국에서는 만 12세~만 17세 청소년을 대상으로 HPV 예방 백신 무료 접종을 하고 있다.

103 사랑을 나눌 때 아기가 생길 수 있나요?

아주 좋은 질문이에요!

성관계를 가지면 임신을 할 수 있어요. 다음의 경우죠.

자궁을 가진 사람과 음경을 가진 사람이 사랑을 나눌 때요.

사랑을 나누는 두 사람이 사춘기 나이일 때요. 그러니까 자궁을 가진 사람이 생리를 시작했고 음경을 가진 사람이 첫 발기를 했을 때요.

삽입 성관계를 할 때요 (음경이 질 안에 들어가는 성관계).

이 3가지 조건이 충족될 때 임신이 될 수 있어요. 따라서 두 사람이 부모가 될 마음이 없다면 꼭 피임을 하는 것이 좋아요.

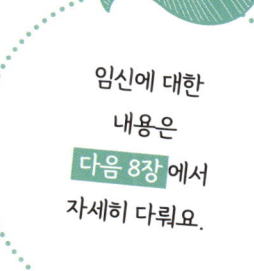

임신에 대한 내용은 다음 8장 에서 자세히 다뤄요.

**임신을 하고 싶지 않다면 여러 가지 방법이 있어요.
'피임 도구'를 쓰는 것이죠.**

 콘돔
(음경에 씌우는 것)

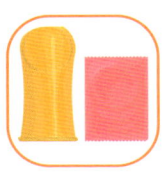 루프
(질 안에 넣는 것)

 피임약
복용

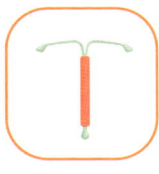 DIU
(자궁 내 기구)

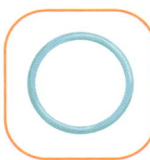 질 고리
(질 안에 넣는 것)

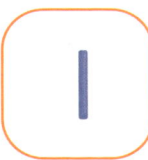 피임 임플란트•
(팔 안에 이식하는 것)

 열 고리
(고환 위쪽에 끼는 것)

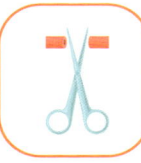 정관 수술
정관을 묶는 수술은
어른만 합니다.

사랑을 나누는 두 사람이 임신의 위험이 있다면 미리 이야기를 하고 전문가를 찾아가 잘 맞는 피임 방법을 선택하는 것이 좋습니다.
프랑스에서는 피임에 대한 정보를 얻고 피임 도구를 받고 싶은 사람에게 무료 서비스를 제공하는 가족계획센터가 있습니다. 상담을 받는 사람의 이름은 공개되지 않습니다.

• 프로게스테론을 방출하는 플라스틱 막대를 여자 팔 안에 이식하면 배란을 멈출 수 있다.

104 몇 살부터 부인과를 찾는 것이 좋을까요?

프랑스에서는 자궁을 가진 사람의 성 건강을 일반 내과 의사, 부인과 의사, 가족계획 전문가가 담당합니다. **최소 몇 살 때부터 상담을 받아야 좋다는 특별한 기준은 없어요.** 사춘기 때 무조건 검사를 받아야 되는 것도 아니고요. 대개는 25세부터 부인과에 가서 정기적인 자궁경부 검사를 받으면 됩니다(자궁경부암을 예방하는 검사가 궁금하다면 170쪽 HPV 백신을 보세요).

25세 전에 부인과, 산과, 일반 내과를 가려면 다음의 경우입니다.
- 성생활에 대한 질문이 있고 상담을 하고 싶을 때
- 생리통이 심할 때
- 외음부와 골반에 뾰루지나 가려움, 통증이 있을 때
- 생리 양에 이상이 있거나 생리가 불규칙하거나 생리 냄새가 평소와 다를 때
- 젖가슴의 모양이 변했을 때
- 피임이 필요할 때
- 소변을 누는데 아플 때
- 성병 바이러스가 있는지 검사하고 싶을 때

첫 성관계를 한 이후에는 **매년 한 번** 믿을 만한 전문가에게 검사를 받아보는 것이 좋습니다.

105 '포르노'가 뭐예요?

잠시 시간 여행을 해볼까요? 😊

구석기 시대(약 1만 2,000년 전)부터, 그리고 최초의 도구를 사용했을 때부터 인류는 창의력을 발휘해 일상생활, 신앙과 믿는 신, 건강한 아이를 낳고 싶다는 바람, 사랑을 나누는 기쁨을 동굴 벽 등에 그림으로 남겼습니다.

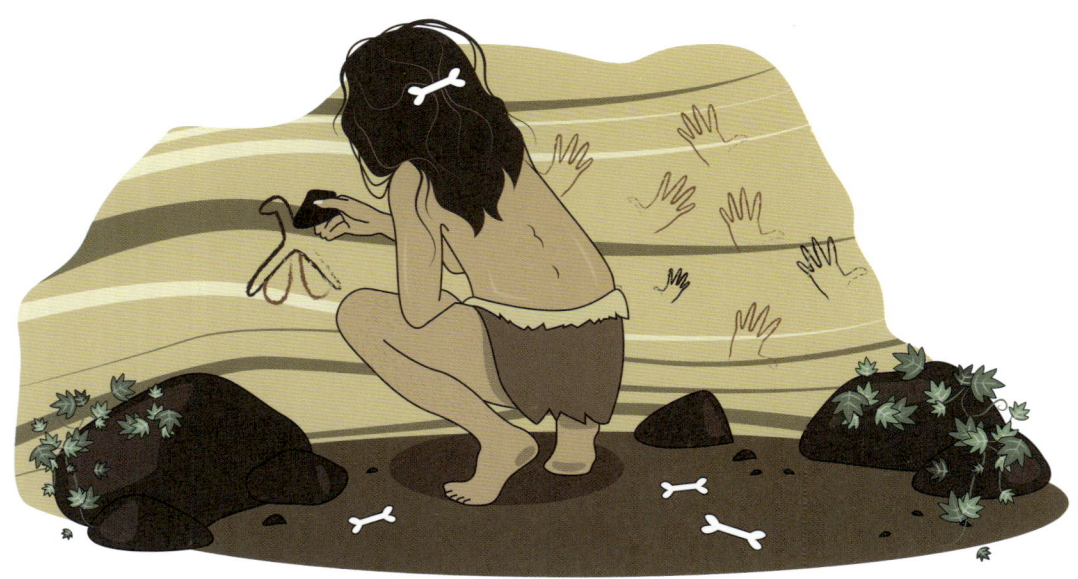

사랑을 나누는 행위를 표현한 작품을 에로틱 예술 혹은 포르노 예술 이라고 합니다.

가장 오래된 포르노 예술은 약 7,000년 전부터 등장했습니다. 처음에는 크고 작은 조각상, 동굴벽화였다가 스케치, 회화, 시, 책과 영화가 나타났습니다.

19세기 말에 영화가 나오면서부터 최초의 에로틱 영화와 포르노 영화(사랑을 나누는 사람들의 모습을 담은 영상으로, 줄여서 '포르노'라고 합니다)가 제작되었죠.

현대에 와서 기술이 발달하면서 이제는 온라인으로 에로 영화와 포르노 영화를 어디서든 볼 수 있게 되었습니다. 아이들을 보호하기 위해 이런 영화들은 어른들만 접근할 수 있죠.

106 휴대폰으로 성관계 동영상을 봤어요. 누군가에게 말해야 할까요?

그래요, 성관계 동영상을 가리켜 '포르노그래픽 영화' 혹은 '포르노'라고 해요. 학교 수업이 끝나고 포르노를 본 거네요. 포르노는 살면서 언젠가는 볼 수 있어요.
그런데 꼭 알아야 할 것이 있어요. 이런 성관계 동영상은 어른들만 볼 수 있다는 거죠. 아이들을 보호하기 위해서예요. 왜냐고요? 아이들은 감성적으로 성숙하지 않아서 이런 영상을 일찍부터 접하면 충격을 받아 겁을 낼 수 있어요.

그런데 이런 동영상은 온라인에(컴퓨터, 휴대폰, 태블릿) 떠돌아다닐 때가 많아요. 그래서 아이들이 집에서, 운동장에서, 같은 반 친구들의 집에서 무심코 영상을 보기도 해요. 정말 문제죠. 굳이 힘들여 찾아보지 않아도 아직 어린이인 여러분이 포르노 영상을 접할 수 있으니까요.

성관계 동영상을 봤다면 믿을 만한 어른(예를 들어 부모님)에게 털어놓으세요. 여러분의 말을 그대로 들어줄 겁니다. 여러분이 문제의 영상을 보고 어떻게 느꼈을지 판단하지 않고 말이죠. 그리고 왜 이런 영상은 아이들에게 위험한지, 왜 어른들만 볼 수 있는지도 설명해줄 겁니다.

정말로 포르노처럼 사랑을 나누나요?

아니에요! 포르노는 어른들만 볼 수 있는 일종의 공연 같은 거예요. 공포영화나 전쟁영화처럼요. 모든 공연과 영화에는 시나리오(만들어낸 이야기)가 있고 그 시나리오의 내용대로 배우들이 연기해요.

포르노는 실제의 삶이 아니에요.

포르노에 대해 알아야 할 것

- 자극적인 영상을 위해 과장된 연기가 들어가고 특수효과가 많이 사용됩니다(액션영화처럼요). 포르노는 거의 공상과학영화와 비슷해요!

- 선수들이 서로 때려눕히는 척하는 프로레슬링 경기처럼, 포르노에는 흥분한 척하는 사람들이 등장합니다.

- 배우들은 우연히 선택된 것이 아니에요. 매우 특별한 기준에 맞춘 몸(큰 가슴, 큰 음경, 털을 제거한 신체 부위)을 가진 배우들이 뽑힌 거죠. 현실에 있는 다양하고 아름다운 몸을 보여주는 것이 아닙니다.

- 포르노에는 복종하는 여성이 주로 등장하고 삽입 성관계 행위가 주로 나옵니다.

끝으로,
포르노는 성관계에서 중요한 것을 보여주지 않습니다.
바로 다음과 같은 것들이죠.

- 동의(상대방에게 사랑을 나누고 싶은지, 키스, 터치, 애무를 해도 되는지 묻는 것). 성관계 행위 동안에 받아야 하는 동의죠.

- 상호 존중

- 다른 사람과의 연결(애정 어린 말, 공감하는 눈빛, 느끼고 표현하는 감정, 서로 연결된 기쁨)

- 기쁨 나누기(두 사람이 서로의 말에 귀를 기울이고 서로를 탐험하고 발견하며 기쁨을 주고받는 것)

사랑의 닌자가 될 수 있는 6가지 힘

사랑을 나눌 때 꼭 알아야 할 것을 기억했나요? 이제 6가지의 힘을 함께 찾으러 가요.
여러분을 사랑의 닌자로 만들어줄 것입니다.
그 힘들을 되찾을 수 있을까요?

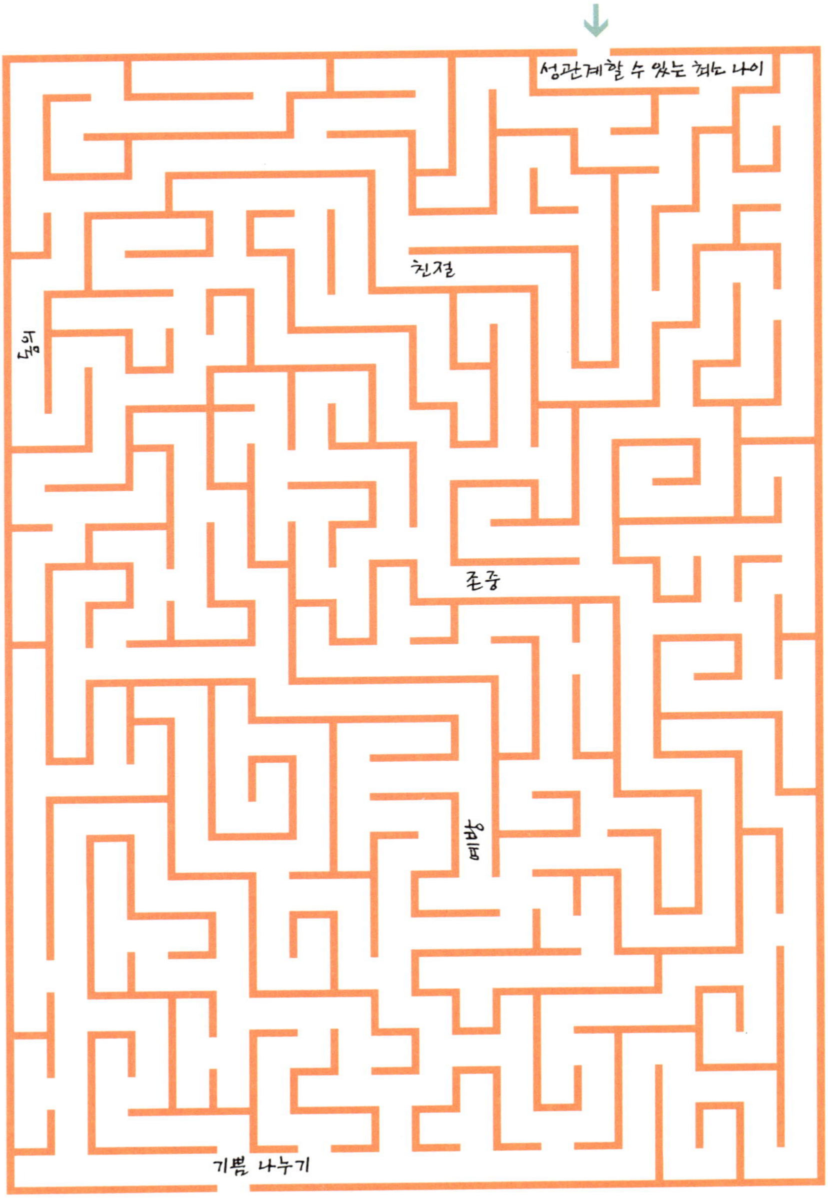

↓

성관계할 수 있는 최소 나이

친절

내공

존중

솔직

기쁨 나누기

브라보!

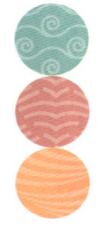

8장
임신

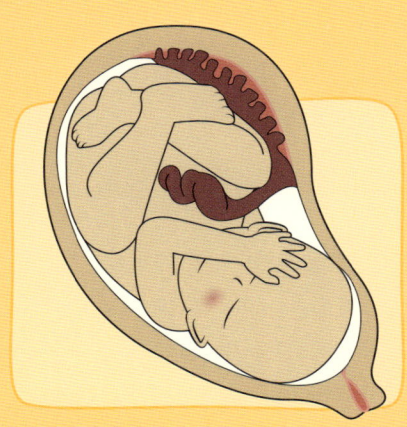

부모님들께

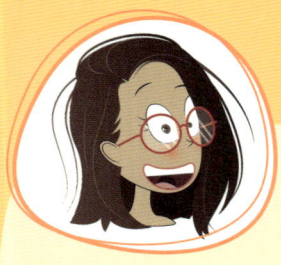

마지막 관문에 도착하셨습니다!

거의 다 왔습니다.
이번 8장은 주제가 주제니만큼 한층 더 탄탄한 내용이 펼쳐집니다. 아이들이 많이 하는 질문인 '아기는 어떻게 만들어요'에 대해 즐겁게 대답할 수 있게 될 거예요. 😊
아이들은 자신이 어떻게 만들어졌고 어떻게 태어났는지 알고 싶어 합니다. 이런 주제만큼 아이들에게 흥미로운 주제도 없는 편이죠. 그만큼 아이들은 자신이 태어난 순간 혹은 자신이 입양된 순간을 듣고 싶어 합니다. 이 마법 같은 순간(마법은 아니지만요!)을 기록한 사진과 영상들도 있겠지만, 아이들은 여러분에게 직접 묻고 여러분의 입을 통해 이야기를 듣고 싶어 할 거예요. "엄마 아빠가 날 어떻게 만들었어요?", "엄마, 아빠의 씨앗이 어떻게 만났어요?", "난 어디에서 왔어요?"

> 부모들에게 물어봤어요. 자녀가 몸, 사랑, 성에 대해 어떤 질문을 했는지 말이죠(스토리 조사를 통해 약 4,000건의 질문을 모을 수 있었어요). 여기서 분명히 알게 된 사실은 아이들은 자신이 어떻게 만들어졌는지에 대해 매우 궁금해하고 관심이 많다는 것이에요!

물론 자녀가 아직 어리다면 황새가 물어다주었다든지, 양배추나 꽃 속에서 태어났다고 설명해줄 수도 있습니다. 어떻게 설명할지는 부모들에게 달려 있죠.

건강한 호기심을 응원해주세요

먼저, 자녀가 이런 이야기에 호기심을 보이는 것은 지극히 정상이란 걸 알아두세요. 그러니 이왕이면 자녀의 호기심에 과학적으로 대답해줄 수 있다면 좋겠죠. 이번 8장의 목적도 거기에 있습니다. 자녀가 어느 정도 성숙해졌는지에 따라 그에 맞는 용어와 자세한 내용을 다루고 과학적 설명을 들려줄 예정이에요.

차례대로 살펴보는 것이 좋습니다. 수정, 임신, 출산 혹은 입양… 평소와 마찬가지로 자녀에게 제대로 이해했는지, 배운 내용이 만족스러운지, 다른 질문이 또 있는지 곧바로 물어보세요.

이제 책 내용이 거의 끝나갑니다. 무엇을 알게 되었나요? 이제 여러분은 자녀가 아무리 곤란한 질문을 해도 똑소리 나게 대답해줄 수 있어요. 아마 여러분은 자녀가 안심하고 궁금한 것을 질문할 수 있는 믿음직한 어른이 되었을 겁니다!

자, 마지막 장을 넘겨볼 준비가 되셨나요?

이제 출발합니다!

아기는 어떻게 만들어요?

아기를 갖고 싶은 부모는 사랑의 애무를 나눕니다. 이 과정에서 난자와 정자가 만나요. 그로부터 약 9개월 후에 아기가 태어납니다.

 아기는 9개월 동안 뱃속에서 무엇을 하나요?

1개월 태아의 크기는 콩알만 합니다. 태아의 몸무게는 1그램도 안 돼요. 태아의 심장은 이미 뜁니다. 태아의 모습은 마치 작은 새우 같아요. 1개월이 지나면 태반이 만들어집니다. 태반은 아기가 자라는 데 필요한 모든 것(산소, 물, 음식)을 받을 수 있는 기관이에요.

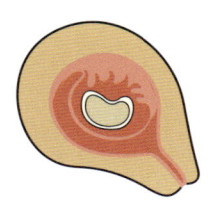

2개월 태아의 팔과 다리가 나타나요. 그다음에 손과 발이 나옵니다. 태아의 얼굴이 만들어져요. 탯줄이 나타납니다. 태반과 태아를 연결하는 줄이 탯줄이에요.

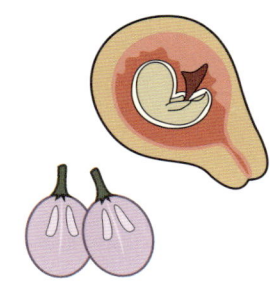

3개월 진짜 태아의 모습이 됩니다. 이제는 작은 인간의 모습입니다. 태아는 아직 작고 성숙하지 않습니다. 그래도 몸 안에 장기는 다 있어요. 심지어 태아는 오줌도 싸요!

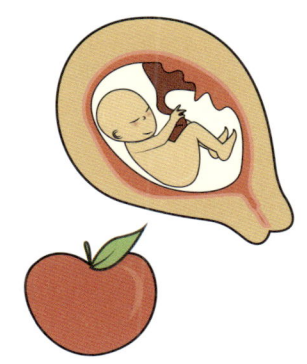

4개월 아기가 몸을 담글 수 있는 양수의 양이 늘어납니다. 아기가 움직일 수 있도록 말이죠. 태아는 하품을 하고 주먹을 꽉 쥡니다. 이제 태아에게 성기도 생겼어요. 부모는 앞으로 태어날 아기의 성별을 알 수 있습니다.

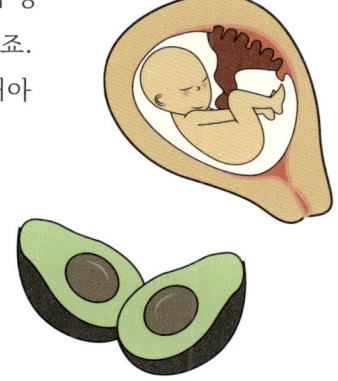

5개월 태아의 손톱과 머리카락이 자랍니다. 태아는 점점 움직임이 많아집니다. 발을 잡고 엄지손가락을 빨 수 있습니다. 태아는 부모님의 목소리를 듣고, 심장이 뛰는 소리를 들을 수 있습니다.

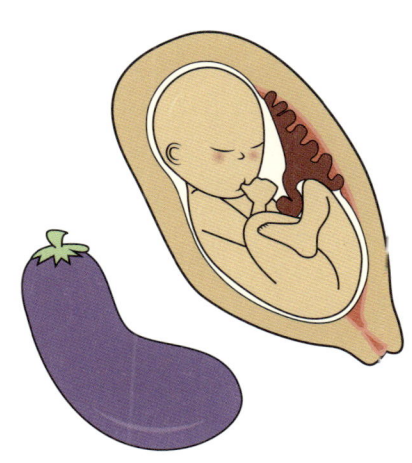

6개월 6개월부터는 태아가 안정기에 접어들어 큰 문제 없이 살아남을 수 있습니다. 태아의 두뇌가 발달하고 빠르게 커집니다. 태아의 소화기관과 면역기관이 만들어지고 구강 구조가 생깁니다. 태아는 눈꺼풀 사이로 들어오는 빛의 세기를 구별할 수 있어요.

7개월 태아가 점점 자랍니다. 특히 이때부터 태아의 체중은 한 달에 약 800그램씩 증가합니다. 태아는 여러 가지 맛을 느낍니다. 아이가 삼키는 양수는 부모가 어떤 음식을 먹느냐에 따라 맛이 달라집니다. 태아의 기억력이 발달합니다. 태아는 자궁 안에서 목소리와 음악을 알아들을 수 있어요.

8개월 태아의 머리가 아래쪽으로 향하고 엉덩이는 위쪽으로 향해요. 그러면 아기가 태어날 준비가 거의 되었습니다. 폐를 제외하고는 모든 장기들이 성숙해졌습니다. 뼈도 단단해졌어요.

9개월 이제 태어날 준비를 마쳤습니다. 태아는 태어남과 동시에 호흡기가 작동됩니다(태아는 들어오는 숨과 나가는 숨을 호흡하는 법을 배울 수 있습니다). 마치 감각(시각, 청각, 촉각, 후각, 미각)을 자연스럽게 습득하는 것처럼요.

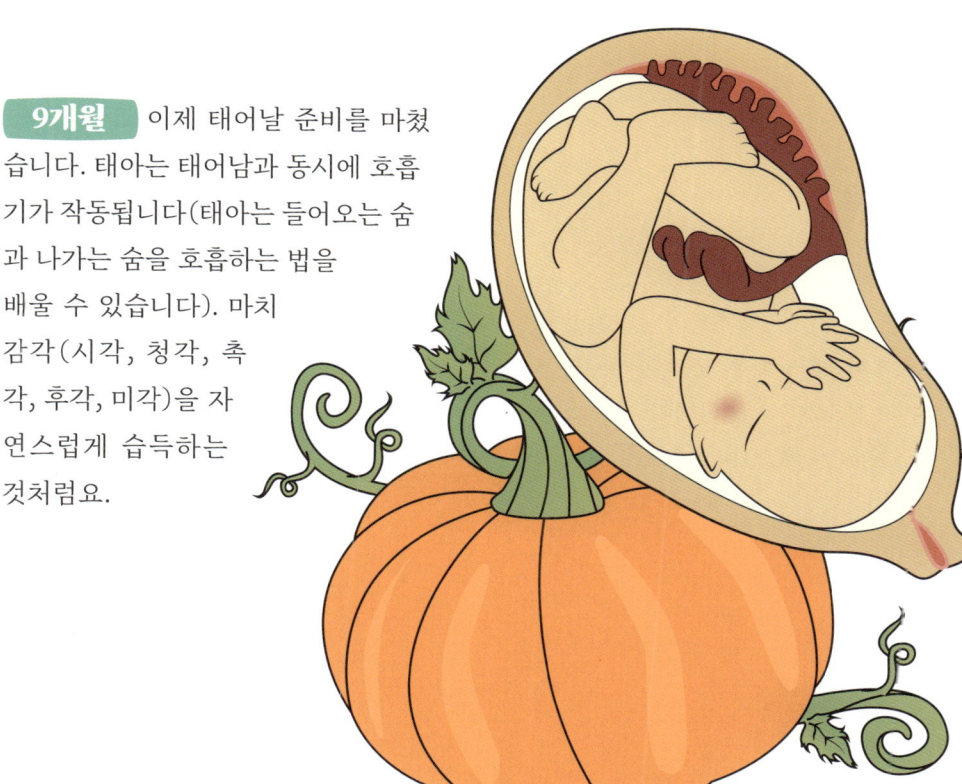

110 정자와 난자는 어떻게 만나요?

아기를 만들려면 정자와 난자라는 두 씨앗이 만나야 합니다.

| 난자 (자궁이 있는 사람의 생식 세포) | 그리고 | 정자 (음경이 있는 사람의 생식 세포) |

정자와 난자의 만남은 아기를 만들기로 한 사람들의 젠더, 성별, 성적 취향에 따라 다양한 형태로 나타날 수 있습니다.

알고 있었나요?

생식 활동이 시작되는 사춘기부터 아기를 낳을 수 있습니다. 하지만 사춘기가 지난 뒤 아기를 임신해도 좋을 정도로 충분히 성숙해진 나이에 아기를 갖는 것이 좋습니다.

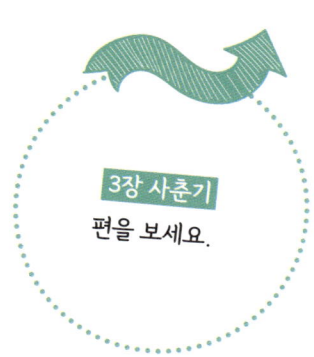

3장 사춘기 편을 보세요.

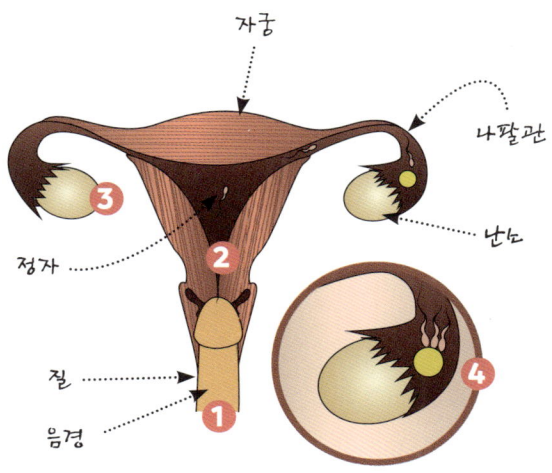

부모가 되려는 두 사람이 자궁이 있는 사람과 음경이 있는 사람이라면 가장 일반적인 성관계 방법은 다음과 같습니다.

1. 음경이 질 안으로 들어갑니다.

2. 질 안에 정액을 사정합니다.

3. 정액 속 정자들 중 자궁경부를 지나 난자를 만나는 정자들이 있습니다!

4. 오직 하나의 정자만이 난자와 결합해 수정란을 만들 수 있습니다. 이를 가리켜 '수정'이라고 합니다.

수정란에는 앞으로 만들어질 아기의 모든 유전자가 들어 있습니다. 유전자는 DNA라고도 합니다. 유전자는 아기의 눈 색깔, 혈액형, 코 모양, 어른이 될 때의 키, 성별(음경 혹은 외음부)을 정합니다.

5. 수정을 마친 수정란은 2개로 나뉘고, 그다음 4개, 16개, 32개, 64개… 6144개로 나뉩니다. 이렇게 만들어진 태아는 9개월 동안 머물 작은 둥지, 자궁으로 이동합니다. 이러한 과정을 '착상'이라고 합니다.

> **111** 아기는 어디로 나와요?

아기의 탄생은 매우 강력하고 강렬한 순간입니다. 9개월 동안 부모의 뱃속에서 자란 아기는 드디어 세상에 나와요. 이것을 '출산'이라고 합니다.

아기와 부모가 건강하면 아기는 질을 통해 출산이 이루어져요. 아기는 자궁경부(아기가 지나가는 길)를 지나 질로 내려갑니다.

아기가 태어나기 바로 전에 부모의 몸은 이런 상태가 됩니다.

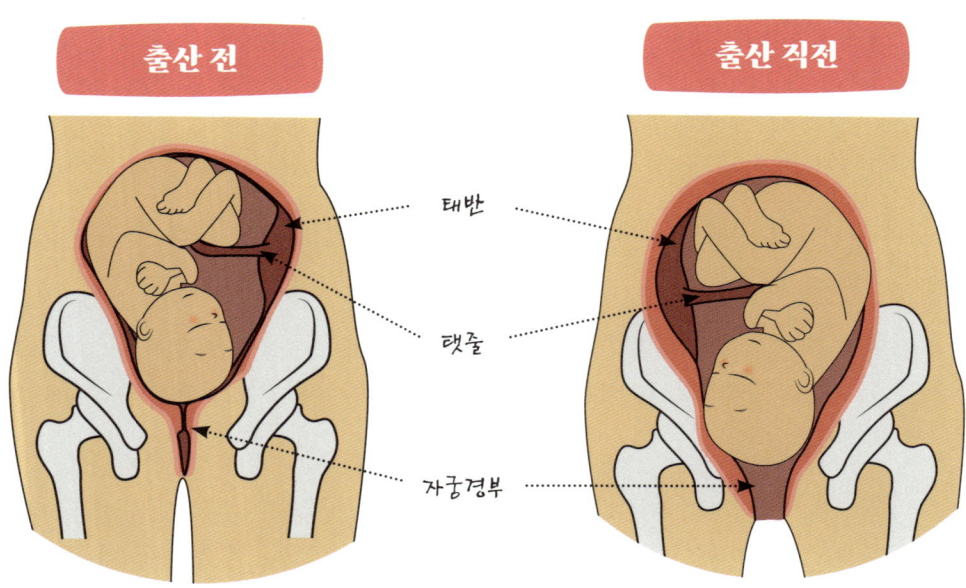

자궁이 수축하면서 아기는 조금씩 질을 따라 아래로 내려갑니다.

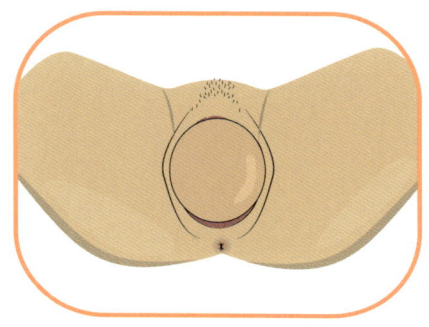 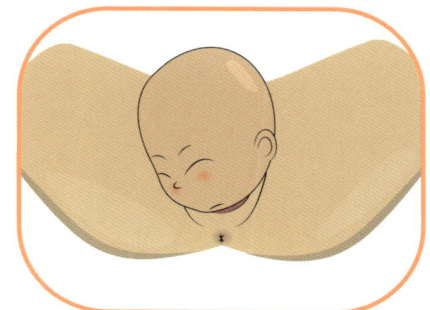

아기는 머리부터 질 밖으로 빠져나와요. 이렇게 세상 밖으로 나온 아기는 숨을 쉬면서 첫울음을 터뜨려요.

가끔은 아기가 엉덩이부터 먼저 나오기도 해요. 이렇게 나오는 아기를 '역산아'라고 해요.

아기는 9개월 동안 생명줄이 된 탯줄로 여전히 부모의 배에 연결되어 있습니다. 하지만 아기가 태어나면 이내 탯줄은 잘려 나가요. 아기는 평생 잊지 못할 탯줄의 추억을 간직합니다. 그 추억의 증거가 배꼽입니다!

112 아기가 나올 때 많이 아픈가요?

출산이 가까워지면 자궁이 수축해 아기가 태어납니다. 이러한 수축은 출산이 임박해지면 더욱 강하게 일어납니다.

아기의 머리가 자궁경부를 누릅니다. 그래야 아기가 자궁경부에서 나와 질 안으로 들어가거든요.

아기가 나오려고 할 때마다 자궁이 수축되는데, 이 과정에서 출산하는 부모는 아플 때가 많아요.

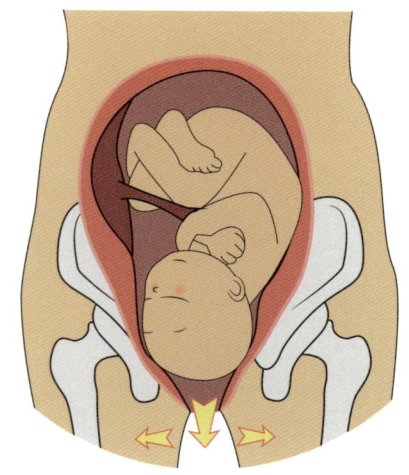

알고 있었나요?

출산이 고통스러운 것은 인간이 포유류 중에서 유일하게 두 발로 걷기 때문입니다. 똑바로 서서 걷기 위해 인간의 골반은 원숭이나 다른 포유류보다 더 좁아졌지요. 그래서 인간의 몸은 아기를 출산하는 데 좀 더 어려움을 겪을 때가 많습니다.

다행히 출산하는 부모의 몸은 아기의 출산을 돕고 통증을 관리하는 호르몬을 만들어냅니다. 그리고 부모가 원한다면(가능하다면), 무통분만 같은 의료 기술의 도움을 받을 수도 있습니다. 통증을 약간 가라앉히는 주사로 일종의 마취제 예요.

113. '제왕절개'가 뭐예요?

때로는 질을 통해 아기를 낳는 것이 너무 어렵거나 불가능할 때가 있습니다. 그러면 의사에게는 다른 방법이 있습니다. '제왕절개'라고 하는 의학적인 수술입니다.

의료진은 부모가 아프지 않도록 하체 마취를 하고 자궁이 있는 곳까지 부모의 배를 연 다음 아기를 꺼냅니다. 아기가 나오면서 자궁과 배는 닫힙니다.

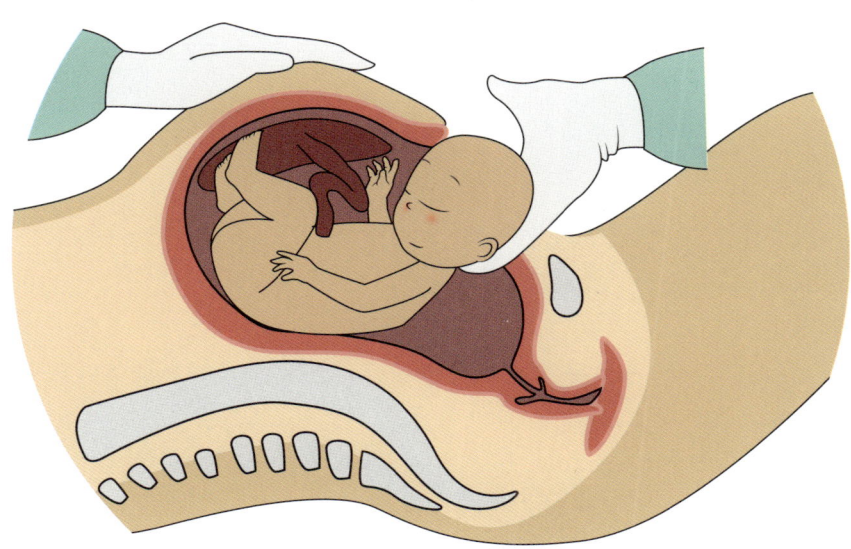

114 '조산'이 뭐예요?

아기는 8개월이 끝나기도 전에 일찍 나올 때가 있습니다. 이를 가리켜 '조산'이라고 합니다.

이렇게 일찍 태어난 아기는 장기(폐, 위…)가 아직 제 기능을 하지 못할 경우에 인큐베이터에 들어갑니다. 아기는 부모의 뱃속과 유사한 환경에서 계속 자라게 되고, 이를 위해 필요한 치료를 받습니다. 의료진은 아기를 위해 최선을 다합니다.

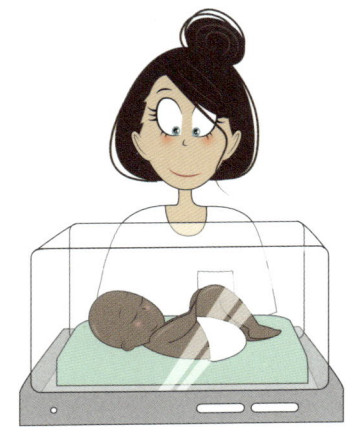

115 왜 우리 부모님은 아기가 태어나면서부터 피곤해할까요?

우선, 임신해서 아이를 낳은 부모는 엄청난 신체 변화를 경험해요. 새로운 인간을 만드는 것은 길고도 험난한 일이죠.

그리고 아기의 탄생은 모든 일이 잘 풀려도 집중과 힘이 많이 필요합니다. 출산은 긴 시간, 심지어 며칠 동안 지속됩니다.

끝으로, 아기는 태어나고 몇 주 동안 혼자서 아무것도 할 줄 모릅니다. 하루에 몇 번, 하룻밤에 몇 번씩 먹여야 하고 애정 욕구를 포함한 모든 욕구를 채워주어야 합니다. 이렇게 하려면 많은 에너지가 필요해요. 아기가 밤에 깨서 잠을 제대로 못 자면 부모는 제대로 쉬지를 못합니다.

그래서 아기가 태어나면 부모님은 지친 모습을 보일 때가 많은 거예요. 그런 부모님에게 다정하게 말을 걸고 집안일을 돕겠다고 해보세요. 부모님과 함께 잠시 시간을 보내고 싶다면, 부모님에게 솔직하게 말하는 것이 최고예요. 그러면 부모님도 여러분과 함께 보낼 수 있는 시간을 마련해볼 거예요.

116 아기는 무엇을 먹나요?

성별에 관계없이 사람의 가슴에는 유선이 있어요(모든 포유류처럼. 그래서 포유류라고 불러요).

사춘기 동안 자궁이 있는 사람들의 유선은 커집니다. 그래야 이다음에 출산한 뒤 젖을 짜서 아기에게 먹일 수 있어요.

아기를 낳은 사람들은 젖샘에서 만들어진 젖을 아이에게 먹일지('모유 수유'라고 합니다), 젖병으로 분유를 먹일지 선택합니다.

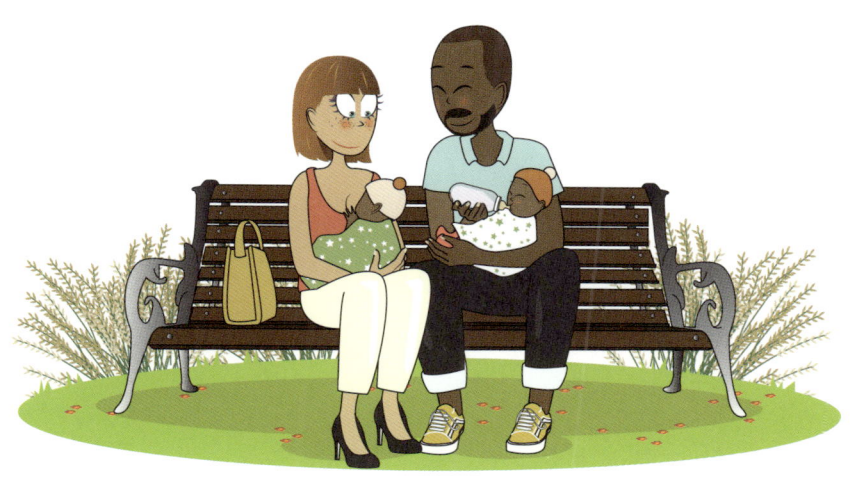

117 딸을 낳을지 아들을 낳을지 선택할 수 있나요?

태어날 아기의 성별은 선택할 수 없어요!

사정된 정자가 딸이냐 아들이냐를 결정합니다.

- XX 유전자(태어날 때 외음부를 가진 태아는 딸이 됩니다)
- XY 유전자(태어날 때 음경을 가진 태아는 아들이 됩니다)

그 누구도 어떤 유전자 조합이 나올지 미리 알 수 없습니다. 오직 난자가 어떤 정자를 만나느냐에 따라 결정되거든요.

XX 정자일 확률 50퍼센트	XY 정자일 확률 50퍼센트

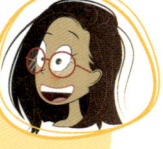

딸이냐 아들이냐보다 더 중요한 건 아기가 건강하게 태어나는 것이죠.

음경과 외음부를 동시에 가지고 태어나는 아기, 음경과 질을 동시에 갖고 태어나는 아기, 외음부와 고환을 동시에 갖고 태어나는 아기가 있어요. 이런 사람을 '인터섹스'라고 합니다.

> 인터섹스에 대한 자세한 내용은 질문 11번에 있습니다.

마찬가지로, 한 번에 아이를 몇 명 낳을지도 선택할 수 없어요. 대부분의 경우 배에는 아기가 하나밖에 없지만 때로는 두 명(쌍둥이), 세 명(세쌍둥이) 이상이 있을 때도 있습니다! 다태아 임신이라고도 부르죠. 다태아 임신은 대체로 부모와 태아에게 위험할 수 있기 때문에 의료진은 면밀하게 관찰합니다.

118 왜 아기가 생기지 않아요?

아기를 기다리는데 아기가 생기지 않는 부모들은 슬퍼합니다. 임신이 예정대로 되지 않고, 임신했더라도 아기를 잃을 때가 있습니다. 임신 1~3개월 차는 임신 초기에 해당하는데요. 이 시기에는 유산 이 잘 되니 조심해야 합니다.

임신 3개월이 넘어서도 유산이 될 수 있지만 흔한 일은 아닙니다.

의사들도 왜 유산이 되는지 알 수 없을 때가 있어요.

유산은 부모들에게 고통스러운 일입니다. 왜냐하면 태어나기 전이라도 배에서 자라는 수정란이나 태아에게 많은 사랑을 쏟기 때문입니다. 유산이 되면 대부분 부모는 다시 임신을 계획하고 아기를 갖기도 합니다.

119 왜 남동생이나 여동생이 태어나지 않죠?

의학적 이유로 임신하는 것이 어려울 때도 있습니다. 다행히 이런 부모들을 도울 수 있는 의료적 해결책이 있어요.

- 인공수정 : 정자를 자궁에 직접 넣어 난자와 만나게 합니다.
- 체외 수정 : 실험실 시험관에서 난자와 정자를 수정시킨 후 그렇게 만들어진 수정란을 자궁에 넣어 자라게 해 아이를 낳게 합니다.

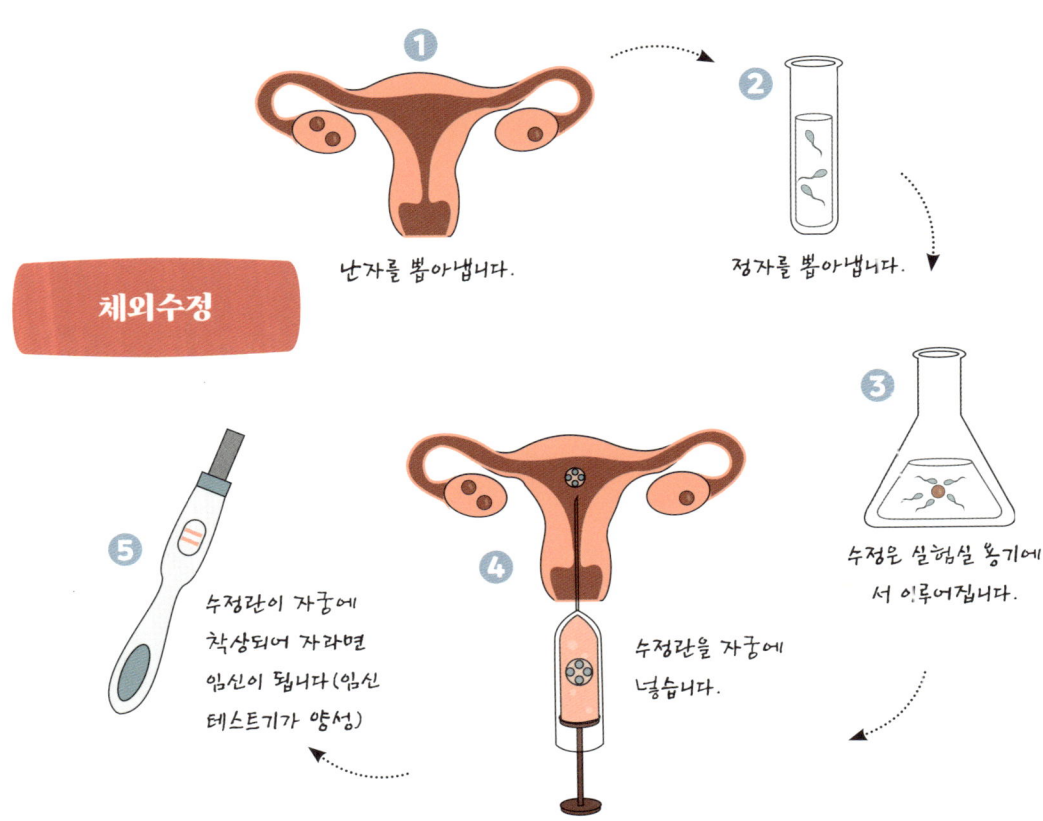

체외수정

1. 난자를 뽑아냅니다.
2. 정자를 뽑아냅니다.
3. 수정은 실험실 용기에서 이루어집니다.
4. 수정란을 자궁에 넣습니다.
5. 수정란이 자궁에 착상되어 자라면 임신이 됩니다 (임신 테스트기가 양성).

음경을 가진 두 사람이 아기를 갖고 싶다면 자궁이 있는 사람의 도움이 필요합니다. 자궁이 있는 사람이 배에 아기를 맞이해 낳을 것이니까요. 이를 가리켜 '대리모 임신'이라고 합니다. 프랑스에서는 대리모 임신이 허용되지 않습니다.● 그래서 대리모 임신을 하고 싶은 부모라면 해외에서 방법을 찾아야 합니다.

끝으로, 동성 커플은 입양을 하기도 해요. 입양을 하면 직접 낳은 아기가 아니더라도 친자식처럼 돌볼 수 있어요. 양부모는 입양한 아이를 맞이해 돌보고 보호, 보살핌, 교육, 건강 등을 챙깁니다. 양부모는 법을 통해 입양한 자녀의 정식 부모가 됩니다.

알고 있었나요?

입양 과정은 동성 커플뿐만 아니라 모든 커플이 할 수 있어요. 그러나 입양할 아이들보다 아이를 입양하고 싶은 가정이 더 많기 때문에 아기를 입양하려면 오래 기다려야 할 수도 있어요.

● 한국 역시 대리모를 허용하고 있지 않다.

120 아기를 꼭 가져야만 하나요?

아뇨, 의무적으로 아기를 가져야 할 필요는 없어요!

누구나 자유롭게 가족을 꾸릴 수 있습니다. 자녀를 갖든 갖지 않든, 배우자를 갖든 갖지 않든, 결혼을 하든 하지 않든, 원하는 파트너가 몇 명인지까지 각자 선택할 수 있습니다. 모범적인 가족 모델은 없습니다. 완벽한 가족이란 행복하다고 느끼는 가족입니다.

> **알고 있었나요?**
>
> 부모가 되고 싶어도 괜찮아요. 부모가 되고 싶지 않아도 괜찮아요. 중간에 마음을 바꿔도 괜찮아요. 기억하세요, 나의 몸, 나의 선택!

브라보!

해냈군요! 드디어 책의 결승점까지 다 왔네요! 여기까지 읽은 여러분 자신을 뿌듯하게 여겨도 됩니다. 어쨌든 저는 여러분이 매우 자랑스럽습니다.

기분이 어때요? 힘들었던 순간도 있었나요? 자녀와 같은 마음일 때가 있었나요? 이 책으로 아이가 여러분에게 마음을 열고 개인적인 경험을 이야기하고 질문을 했나요? 여러분의 피드백이 궁금하고 함께 이야기 나누고 싶어요. 그러니 주저하지 마시고 이메일로 피드백과 의견을 보내주세요. (maison.des.mmm@gmail.com)

이 책을 통해서 아이는 몸, 사랑, 성에 대해 궁금했던 것들을 여러분에게 질문할 수 있고 여러분이야말로 믿을 수 있는 어른이라고 느꼈을 겁니다!

자녀가 청소년기에 접어들기 전에 유대감을 쌓을 수도 있었을 테고, 무엇보다 이렇게 함께 이야기를 나눌 수 있는 공간이 만들어졌어요. 아름답고 소중한 일이에요. 이 공간을

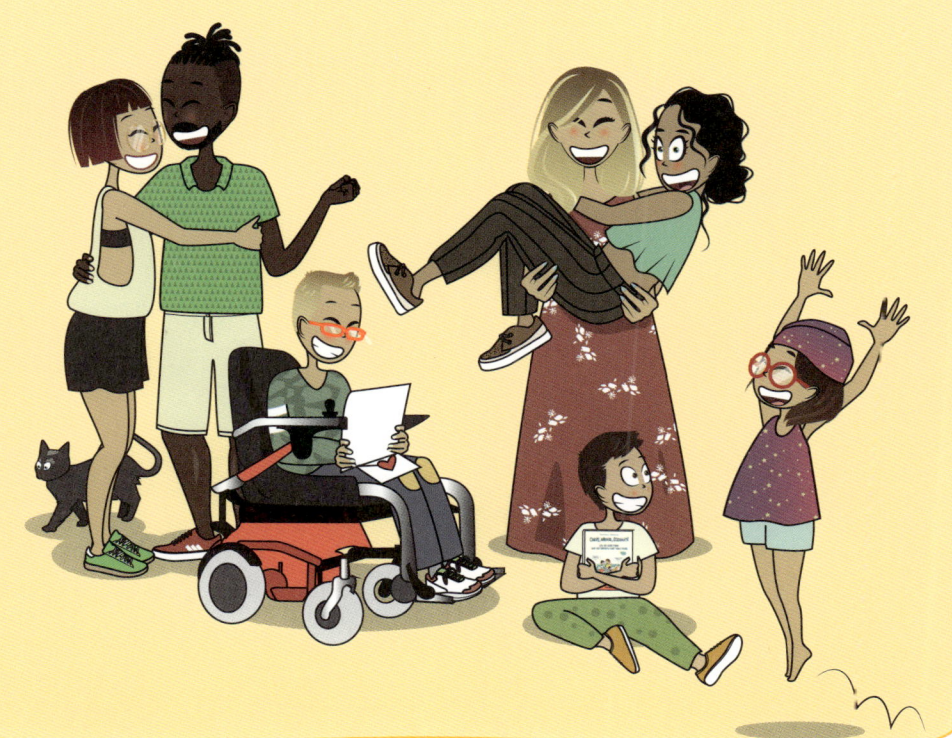

풍요롭게 하는 것은 여러분의 몫입니다. 활용할 수 있는 자원(팟캐스트, 비디오, 책)도 충분합니다. 이 책과 함께 시작한 여정을 자녀와 함께 계속 이어갈 수 있습니다.

언제든 도움이 필요하면 이 책을 다시 펼치세요. 설령 120가지 질문 목록에 없는 질문을 아이가 하더라도 대답하는 데 분명 도움이 될 것입니다.

이 책의 마지막 메시지를 쓰니 감격스럽네요. 우리가 자녀들과 몸, 사랑, 성을 주제로 이야기할 수 있는 첫 부모 세대라는 사실을 기쁘게 생각합니다.

우리는 개척자입니다. 우리는 침묵을 소통으로, 금기를 건강하고 현명한 대화로, 평가를 유연한 친절로 바꿀 것입니다. 이를 통해 우리 아이들이 자신과의 관계, 다른 사람과의 관계를 편안하게 맺어가기를 진심으로 바랍니다.

우리 아이들, 그리고 우리 모두 행복하고 더 성장할 수 있기를 바랍니다!

샤를린

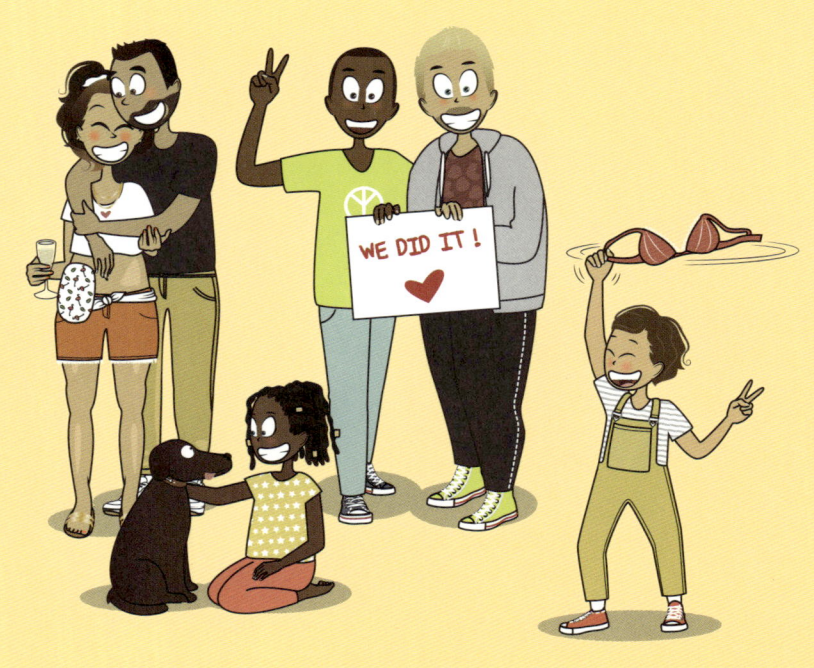

질문 목록

1장 몸

1. 다리 사이에 있는 것을 뭐라고 부르죠? ·· p. 24
2. 왜 누구는 음경이 있고 누구는 외음부가 있어요? ···························· p.24
3. 음경과 고환은 왜 필요하죠? ··· p.26
4. 외음부 속에 있는 구멍은 뭐예요? ··· p.26
5. 왜 누구에게는 음경이 있는데 누구에게는 없나요? ··························· p.28
6. 성기는 씻어야 하나요? ·· p.30
7. 성기에서 이상한 냄새가 나요. 괜찮은 건가요? ······························· p.31
8. 왜 부모님은 저보다 음경과 유방이 더 큰가요? ······························· p.32
9. 저도 겨드랑이에 털이 날까요? ··· p.33
10. 음경과 외음부는 모두 똑같이 생겼나요? ······································ p.34
11. 음경과 외음부를 같이 가지고 있는 사람들이 있나요? ······················· p.34
12. 음경이 있으면 남자아이란 뜻인가요? ·· p 35
13. 여자가 될지, 남자가 될지 선택할 수 있나요? ································· p.36
14. 어떤 때는 내가 여자, 어떤 때는 내가 남자처럼 느껴져요. 정상인가요? ··· p.37

2장 프라이버시

15. '프라이버시'가 뭐예요? ·· p.42
16. 다른 사람이 나에게 볼 키스를 하는 것이 싫어요. 정상인가요? ············ p.44
17. 왜 다른 사람 앞에서 나의 몸을 만지면 안 돼요? ····························· p.46
18. 욕실에 있을 때 문을 닫아도 되나요? ·· p.46
19. 내 성기를 만지거나 비비고 싶은 게 잘못된 건가요? ························ p.48
20. 왜 성관계를 하고 싶지 않은 거죠? ··· p.48
21. 왜 자위하는 것이 좋은 거죠? ·· p.49
22. 왜 아침에 음경이 딱딱해지죠? ·· p.50
23. 발기할 때 왜 아프죠? ··· p.51

3장 사춘기

24. 사춘기가 뭐예요? — p.56
25. 내 사춘기는 언제 시작해요? — p.57
26. 사춘기에는 나의 몸에 어떤 일이 일어나나요? — p.58
27. 왜 청소년이 되면 더 이상 부모와 안 놀려고 할까요? — p.60
28. 생리가 뭐예요? — p.61
29. 생리는 왜 해요? — p.61
30. 정액이 뭐예요? — p.64
31. '사정하다'가 뭐예요? — p.66
32. 왜 밤에 사정을 하죠? — p.66
33. 왜 사정을 조절할 수 없죠? — p.67
34. 생리할 때 아픈가요? — p.68
35. 학교에 가지 못할 정도로 배가 아픈 것이 정상인가요? — p.70
36. 왜 생리 이야기가 금기시되죠? — p.71
37. 그러니까 생리한다는 것을 숨길 필요는 없는 거죠? — p.72
38. 생리하는 친구를 어떻게 도울 수 있을까요? — p.73
39. 생리가 시작되면 어떻게 하죠? — p.74
40. 생리 중에는 피가 얼마나 빠져나가나요? — p.78
41. 생리를 언제 할지 어떻게 아나요? — p.79
42. 생리를 하지 않는데 왜 팬티에 뭐가 묻죠? — p.81
43. 브래지어가 필요한가요? — p.83
44. 털이 나면 밀어야 하나요? — p.83
45. 젖가슴이 아픈데 괜찮나요? — p.84
46. 왜 목소리 조절이 안 되죠? — p.84
47. 진짜 콧수염이 나면 면도할 수 있나요? — p.85
48. 계속 배가 고픈데, 괜찮나요? — p.86

4장 자존감

49. '멋지다, 아름답다'는 무슨 뜻인가요? — p.90
50. 자신감을 가지려면 어떻게 해야 해요? — p.91

51. 매니큐어, 화장, 분홍색은 여자만의 것인가요? ·· p.93
52. 같은 반 여자아이들이 저보고 남자답지 않대요. 뭐라고 대답할까요? ············· p.96
53. 왜 남자는 울면 안 되나요? ·· p.97
54. 형에게 여드름이 났어요. 언젠가는 여드름이 없어지나요? ································ p.98
55. 멋지고 아름다워지려면 날씬해야 하나요? ··· p.99
56. 반 아이들과 학급에서 저의 자리를 찾기 힘들어요. ··· p.102
57. 왜 학교에서 괴롭힘을 당할까요? ··· p.103
58. 우리 반 아이들은 스냅이나 틱톡 계정이 있어요.
    그런데 왜 전 가지면 안 되나요? ··· p.106
59. SNS에서 툭하면 저한테 욕을 하는 사람이 있어요. 어떻게 하면 좋죠? ········ p.107
60. 왜 오른쪽 젖가슴보다 왼쪽 젖가슴이 더 크죠? ·· p.108
61. 왜 반 아이들 음경이 제 거보다 클까요? ··· p.110
62. 음순이 나와요. 어떻게 해야 하죠? ·· p.112

5장 첫사랑 감정

63. 그런데 사랑이 무엇인가요? ··· p.118
64. 사랑에 빠졌는지 어떻게 알죠? ··· p.119
65. 사랑을 어떻게 보여주면 좋을까요? ··· p.120
66. 상대방이 나를 사랑하는지 어떻게 알죠? ··· p.121
67. 사랑의 시간은 얼마나 유지되나요? ··· p.122
68. 꼭 남자친구 혹은 여자친구가 있어야 하나요? ·· p.124
69. 동시에 여러 사람을 사랑할 수 있나요? ··· p.125
70. 왜 남자친구 혹은 여자친구는 내가 다른 사람과 친해지는 것을 싫어할까요? ······ p.126
71. 나를 있는 그대로 사랑하는 사람이 없을 수도 있나요? ··································· p.127
72. 남자와 여자를 동시에 사랑할 수 있나요? ··· p.127
73. 작은 사랑 사전 ·· p.128
74. 남자친구 혹은 여자친구는 어떻게 선택했어요? ··· p.130
75. 사랑하면 꼭 결혼해야 하나요? ··· p.130
76. 다른 사람들은 커플을 맺는데 왜 저는 그러지 못하죠? ··································· p.132

6장 동의

77. 사랑 표현인데 왜 좋아하는 사람에게 마음대로 볼 키스를 할 수 없어요? — p.136
78. 키스하는 것을 상대방이 허락했는지 어떻게 알 수 있죠? — p.137
79. 상대방이 볼 키스를 해도 좋다고 동의하지 않으면 평생 못 하나요? — p.139
80. 지금은 포옹을 하고 싶지 않은데 연인에게 어떻게 말하죠? — p.140
81. 물어보지도 않고 키스나 포옹하는 사람은 어떻게 해야 하죠? — p.142
82. 학교 화장실에서 성기를 보여주는 친구가 있는데 정말 싫어요. — p.143
83. 아이가 어른과 야한 포옹을 해도 되나요? — p.144
84. 어른이 되어 남자친구나 여자친구가 생기면 성관계를 꼭 해야 하나요? — p.145
85. 남자친구나 여자친구가 자꾸 만나고 싶어 해요, 그냥 끌려가야 하나요? — p.146
86. 남자친구나 여자친구에게 제 일상을 모두 보고하거나 제 휴대폰을 보여주어야 하나요? — p.147

7장 사랑과 성 그리고 기쁨

87. '사랑을 나눈다'는 것이 무엇이죠? — p.154
88. 부모님은 사랑을 나누나요? — p.155
89. 언제 사랑을 나눌 수 있나요? — p.155
90. 나 자신과 사랑할 수 있나요? — p.156
91. 다른 사람들이 키스하고 껴안는 모습이 보기 싫어요. 정상인가요? — p.158
92. 여자끼리 혹은 남자끼리 사랑을 나눌 수 있나요? — p.159
93. 키스는 어떻게 하는 거예요? — p.160
94. 데이트를 하면 꼭 키스를 해야 하나요? — p.161
95. '성관계를 갖는다'는 것이 뭐예요? — p.162
96. 몇 살 때부터 사랑을 나눌 수 있어요? — p.163
97. 사랑은 어떻게 나누나요? — p.164
98. 너무나 사랑하지만 성관계를 갖고 싶지는 않은데, 정상인가요? — p.165
99. 기쁨을 주려면 어떻게 하면 되나요? — p.166
100. 오르가슴이 뭐예요? — p.167
101. 사랑을 나눌 때 상대를 아프게 하나요? — p.168
102. 사랑을 나누면 병을 옮기나요? — p.169

103. 사랑을 나눌 때 아기가 생길 수 있나요? ········· p.171
104. 몇 살부터 부인과를 찾는 것이 좋을까요? ········· p.173
105. '포르노'가 뭐예요? ········· p.174
106. 휴대폰으로 성관계 동영상을 봤어요. 누군가에게 말해야 할까요? ········· p.175
107. 정말로 포르노처럼 사랑을 나누나요? ········· p.176

8장 임신

108. 아기는 어떻게 만들어요? ········· p.182
109. 아기는 9개월 동안 뱃속에서 무엇을 하나요? ········· p.182
110. 정자와 난자는 어떻게 만나요? ········· p.186
111. 아기는 어디로 나와요? ········· p.188
112. 아기가 나올 때 많이 아픈가요? ········· p.189
113. '제왕절개'가 뭐예요? ········· p.191
114. '조산'이 뭐예요? ········· p.192
115. 왜 우리 부모님은 아기가 태어나면서부터 피곤해할까요? ········· p.192
116. 아기는 무엇을 먹나요? ········· p.193
117. 딸을 낳을지 아들을 낳을지 선택할 수 있나요? ········· p.194
118. 왜 아기가 생기지 않아요? ········· p.195
119. 왜 남동생이나 여동생이 태어나지 않죠? ········· p.196
120. 아기를 꼭 가져야만 하나요? ········· p.198

감사의 말

알렉상드르, 그리고 우리가 맞이한 소중한 세 아이들 L, N, I와 이룬 가정에 감사하고 싶습니다. 세 아이들과 함께 사는 것, 세 아이가 자라는 모습을 보는 것이야말로 제 인생의 가장 큰 행복입니다. 세 아이에게 받는 사랑은 말로 표현하기 힘들 정도로 벅찹니다. 세 아이는 제게 안전한 장소이자 제가 있어야 할 곳이며 제 기쁨의 원천입니다. 이 책이 세 아이에게 영감과 살아갈 이유를 주었으면 좋겠습니다. 세 아이가 첫 번째 독자가 될 테니까요. 💚

소피 낭퇴이에게 감사합니다. 소피가 없었다면 이 책은 출판되지 못했을 것입니다. 소피는 프로페셔널하고 창의력과 긍정적인 태도로 모든 일을 가능하게 하는 사람인 데다, 무엇보다 제게 소중한 친구이자 아끼는 누이와도 같은 사람입니다. 소피를 알게 된 이후로 제 인생은 더욱 아름다워졌습니다. ❤️

오렐리 스타르크만에게, 그리고 이 책을 쓰는 동안 도움을 준 알뱅 미셸 출판사의 모든 분들에게도 감사드립니다. 책에 삽화를 그려준 쥘리에트(@stomiebusy)에게 감사드립니다. 덕분에 책의 메시지가 더욱 효과적으로 전달될 수 있었습니다. 💖

담당 에이전트인 쥘리 피니도리에게 감사합니다. 쥘리는 지적이면서도 친절했어요. 이 책을 읽고 검수를 맡아주신 전문가 분들에게도 깊이 감사드립니다. 정말로 소중한 피드백이었습니다. 🙏

항상 저를 믿고 모든 프로젝트를 지원해주시고 이 책을 처음부터 끝까지 읽어준 80대 독자 마르틴 할머니에게 감사드립니다.

콜레트와 알레그라 아주머니도 생각합니다. 어린 딸처럼 생각한 제가 첫 번째 책을 낸 것을 보고 기뻐서 춤을 추시겠죠.

사랑을 베풀어준 부모님과 형제자매에게도 감사합니다. 💙

열정을 가지고 다양한 방식으로 저의 프로젝트를 도와준 친구들에게도 고맙다고 말하고 싶습니다. 셀린, 나다, 제니퍼, 샤를로트, 카롤린, 게나엘, 마리, 마리카, 리사, 델핀, 페기, 마르탱, 벤자맹, 클라라, 제라르, 비르진, 스칼렛, 파트리시아, 소니아, 사뮈엘, 프랑수아, 뮈리엘, 판다. 친구들의 이름을 다 적지 못해서 미안하지만 모두 언제나 내 마음속에 있다는 걸 말해주고 싶습니다

'오르가슴_그리고_나 Orgasme_et_moi' 커뮤니티에도 고맙다는 말을 하고 싶습니다. '오르가슴_그리고_나'는 인스타그램에서 가장 아름다운 커뮤니티입니다. 매일 인스타그램 계정을 업데이트하고, 커뮤니티 팔로워들과 교류하고, 건강하게 성 이야기를 나눌 수 있다는 게 무엇보다도 큰 기쁨입니다. 뜨거운 이야기와 러브 스토리, 아름다운 증언, 함께한 웃음, 멋진 저녁 파티 #MMM 모두 감사합니다. 사랑합니다.❤️

끝으로 '오르가슴_그리고_나' 커뮤니티를 꾸려나가는 저와 함께 동행해주시는 모든 분들, 시간과 열정, 에너지를 바쳐 세상을 바꿔가려는 모든 콘텐츠 제작자 분들에게도 감사 인사를 전합니다. 대단한 일을 하고 계세요!

참고문헌

〈성교육에 관한 국제지침Principes directeurs internationaux sur l'éducation à la sexualité〉, UNESCO
《성폭력 흑서Le Livre noir des violences sexuelles》, Dre Muriel Salmona, Dunod

솔직한 성교육이 건전한 성의식에 미치는 장점을 보여주는 연구
https://tppevidencereview.youth.gov/
https://www.ncbi.nlm.nih.gov/pubmed/3602653
https://pdfs.semanticscholar.org/b3c9/fd016512b33b160b9cff27c61d663f2731a8.pdf
https://www.coe.int/t/dg3/children/1in5/Source/PublicationSexualViolence/Gordon.pdf
http://recapp.etr.org/recapp/documents/programs/InterGuidanceSexualityEducation.pdf
Études montrant l'impact de l'éducation à la sexualité sur la réduction de la violence sexuelle
https://www.ncbi.nlm.nih.gov/pmc/articles/PMC6235267/
https://www.marketwatch.com/story/want-to-fix-the-metoo-problem-start-with-eliminating-abstinence-only-sex-education-2018-09-19
https://thehill.com/opinion/civil-rights/420039-the-next-step-for-metoo-is-better-sex-education
https://journals.plos.org/plosone/article?id=10.1371/journal.pone.0186471
https://www.ncbi.nlm.nih.gov/pubmed/30427866
https://www.newtactics.org/tactic/reducing-rape-and-sexual-assault-through-education-adolescent-boys
https://academicworks.cuny.edu/cgi/viewcontent.cgi?article=1170&context=cl_pubs
Études montrant l'impact de l'éducation à la sexualité sur l'exposition aux IST
https://pubmed.ncbi.nlm.nih.gov/20378905/
https://jamanetwork.com/journals/jamapediatrics/article-abstract/2740229
https://rewire.news/article/2011/04/11/education-stds-message-matters/
https://www.guttmacher.org/gpr/2020/04/reducing-sti-cases-young-people-deserve-better-sexual-health-information-and-services
Études montrant l'impact de l'éducation à la sexualité sur la réduction des grossesses précoces
https://www.ncbi.nlm.nih.gov/pmc/articles/PMC3194801/
https://nursing.usc.edu/blog/americas-sex-education/
https://www.researchgate.net/publication/324930498_Prevention_of_STI_and_teenage_pregnancies_through_sex_education

부모에게 일찍 성교육을 받을수록 첫 경험 나이가 늦어진다는 것을 보여주는 연구
https://pubmed.ncbi.nlm.nih.gov/12292388/
https://www.cdc.gov/nchs/data/databriefs/db44.pdf!

10-11쪽 : Lilanakani/Shutterstock.com 33-34쪽 : Kathy Hutchins/Shutterstock.com ; Eugene Powers/Shutterstock.com ; fitzcrittle/Shutterstock.com; Sam Wordley/Shutterstock.com; Geartooth Productions/Shutterstock.com 45쪽 : Rawpixel.com/Shutterstock.com; Jay Venkat/Shutterstock.com 63쪽 : Igdeeva Alena/Shutterstock.com 94-95쪽 : Dario Lo Preti/Shutterstock.com ; Gina Smith/Shutterstock.com; Nick Fox/Shutterstock.com ; ArtFamily/Shutterstock.com ; Ihor Voronin/Shutterstock.com ; Everett Collection/Shutterstock.com 99-100쪽 : Charlesimage/Shutterstock.com ; KargacinArt/Shutterstock.com ; IgorGolovniov/Shutterstock.com ; Marek Poplawski/Shutterstock.com ; Everett Collection/Shutterstock.com 172쪽 : Sunflowerr/Shutterstock.com 178쪽 : Victor Metelskiy/Shutterstock.com 206쪽 : Denis Gorelkin/Shutterstock.com Émoticones : Kanate/Shutterstock.com